제3기 인생 길라잡이 시리즈 14

세월과 마음

민경환 · 김민희

서울대학교출판부

'제3기 인생 길라잡이 시리즈' 출판에 즈음하여

인생칠십고래희(人生七十古來稀: 사람이 70년 산다는 것은 옛날부터 아주 드문 일)라는 말은 아득한 옛말이 되고 말았다. 인생 80세는 보통이고 90세 아니 100세까지도 가능한 세상이 되었기 때문이다.

요즈음 60세부터를 노인이라 생각하는 사람들은 거의 없다. 60세가 되어도 앞으로 20년, 즉 지금까지 살아온 인생의 3분의 1은 더 살 수 있게 되었기 때문이다. 60세 이후 살아갈 20년 이상 세월은 결코 짧은 시간이 아니며 참으로 소중하고 의미 있는 시간이다.

우리나라에서 직장생활 하는 사람들은 주로 50대 중반에서 60세 사이에 은퇴한다. 은퇴라는 말은 지금까지 하던 일을 그만둔다는 뜻일 뿐이지 아무 활동도 하지 않는다는 뜻은 아니다. 60세부터 남은 인생 20년 이상은 스스로 계획하여 의미 있고 보람되게 보낼 수 있는 시간이다.

지난 20~30년 동안 노년기에 있는 사람들에게 배움의 기회를 마련해 주고 여생을 알차고 뜻 깊게 보내는 데 도움을 주려는 의미에서 노인대학(노인학교 또는 노인교실 거의 같음)이 많이 생겨났다.

그러나 노인대학을 운영하는 데 가장 큰 어려움은 내용이 알차고 의미 있는 교재가 없다는 것이다. 서울대학교 노화 · 고령사회연구소와 서울대학교출판부는 이의 필요성을 절감하고 노인대학에서 공부하는 사람들이 여생을 잘 계획하여 후회 없이 보내는 데 도움이 될 수 있는 교재를 만들기로 하였다.

퇴직 후 건강하게 지내는 시기를 '제3기 인생' 이라 한다. 노인대학에서 공부하는 분들은 모두 제3기 인생에 속한 분들이기 때문에 교재 시리즈를 '제3기 인생 길라잡이 시리즈' 로 정하였다. 이 시리즈는 노인대학에서 공부하는 사람들은 물론 제3기 인생에 속하는 모든 분들과,

앞으로 다가올 제3기 인생을 준비하시는 분들에게 도움을 드리고자 마련하였다.

많은 분들이 이 시리즈를 읽고 제3기 인생을 의미 있고 보람되게 계획하여 더욱 아름다운 여생을 만들어 가는 데 도움이 되기를 바라는 마음 간절하다.

2007년 9월

서울대학교 노화 · 고령사회연구소 소장 박상철

서울대학교출판부 부장 최성재

차례

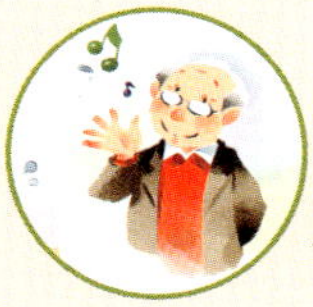

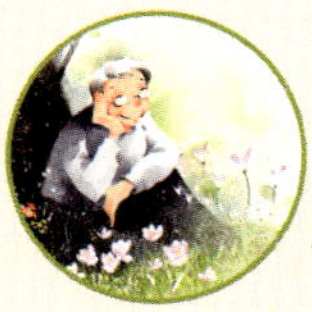

부록 • 125

1 성격 알아보기

1. 성격이란 무엇인가?

사람들은 배우자 선택에서 어떤 점을 가장 중요시하는가? 조사 결과에 따르면 대부분의 사람들은 외모와 능력, 유머 감각, 낭만성 등을 배우자의 중요한 자질로 들고 있으나 최우선순위로 꼽히는 것은 언제나 성격이다. 대부분의 사람들은 자신의 배우자로 성격이 좋은 사람을 원한다.

당신이 1년 동안 노인학교에서 모든 활동을 함께 해야 할 짝을 고를 때에도 마찬가지다. 당신은 내가 과연 1년 동안 그 사람과 잘 지낼 수 있을지 판단하기 위해 그 사람의 성격이 어떤지 알고 싶을 것이다.

이처럼 사람들은 자신의 성격과 다른 사람들의 성격에 대해 관심이 많다. 만약 당신이 사업 문제로 누군가 소개를 받는다고 생각해 보자.

우리는 소개해 주는 사람에게 물을 것이다. "그 사람 성격은 어때?" 이렇게 묻는 이유가 뭘까? 그 사람의 성격을 알아야 그 사람이 어떻게 행동할지를 대충이라도 예측할 수 있으며, 이에 자신이 어떻게 대처해야 할지 알수 있기 때문이다. 그러면 상대방은 "그 사람, 사람 참 좋아하지, 친하지 않은 사람이 없어. 농담도 잘하고. 그리고 성실하지." 라고 하기도 하고 "그 사람 말이 없는 편이어서 좀 심심할 거야. 원래 그 사람이 내성적인 편이거든. 하지만 차분하고 감각도 있고 성실한 편이어서 일은 잘할 거야. 그리고 착해." 이렇게 말하기도 할 것이다. 이 때 상대방이 말하는 외향적이다, 내성적이다, 성실하다, 차분하다, 착하다는 것은 모두 성격을 표현하는 말이다. 사람들은 아주 오래 전부터 사람들을 묘사하는 형용사적인 특질들을 찾아내기 위해 애써 왔고 그런 노력을 통해 찾아낸 이같은 형용사들을 우리는 성격특질이라고 부른다.

심리학자들은 사람들이 가지고 있는 성격특질이 어떤 것인지를 알아내려고 노력하였고, 그 결과 코스타와 맥크래Costa & McCrae는 사람들의 성격을 이루고 있는 5개의 특질을 알아냈는데 그것이 5요인Big Five 특질이론이다. 두 사람이 이론에 나타내는 5가지 성격특질은 외향성, 정서적 안정성(신경증 성향), 우호성, 성실성, 경험에 대한 개방성이다. 모든 사람은 이 5가지 성격 특질을 모두 가지고 있다. 사람들 간에 차이가 나는 것은 단지 이러한 성격 특질 각각을 얼마나 많이 가지느냐 적게 가지느냐 하는 것이다. 예를 들어, 어떤 사람은 외향성이 매우 높고, 정서적으로 안정되어 있으며, 우호성과 경험에 대한 개방성이 높을 수 있다. 반면, 어떤 사람은 외향성이 매우 낮고, 정서적 안정성과 경험에 대한 개방성은 낮으며, 성실성이 매우 높을 수도 있다. 그러면 각각의 성격 특질이 무엇을 의미하는지 한번 살펴보자.

• **외향성** 외향성이 높은 사람은 말이 많아 수다스럽다는 얘기를 자주 듣고, 자기주장이 강한 편이고 정력적이다. 반면에 내향적인 사람은 외향적인 사람과는 반대로 조용하고 겸손한 편이며 수줍음이 많다.

• **정서적 안정성** 정서적 안정성은 신경증 성향이라고 불리기도 한다. 정서적 안정성이 낮은 사람(신경증 성향이 높은 사람)은 항상 불안해하고 다른 사람에 대한 적개심이 많으며, 우울한 편이다. 또한 매사에 충동적이어서 기분에 쉽게 좌우되는 경향이 있다. 뿐만 아니라 쉽게 스트레스를 받고 스트레스를 받으면 다른 사람들보다 더 힘들어하는 경향이 있다. 반면 신경증 성향이 낮은 사람은 정서적으로 늘 안정되어 있고, 조용한 편이며 낙관적이다.

• **우호성** 우호성은 유쾌성, 동조성이라 하기도 한다. 우호성이 높은 사람은 다른 사람에게 공감하는 능력이 뛰어나고 친절하여 사려깊다는 평가를 받는 편이다. 반면 우호성이 매우 낮은 사람은 차가운 사람이라는 말을 많이 듣고 다른 사람과 이야기를 할 때 논쟁적이거나 무례한 경우가 종종 있다.

• **성실성** 성실성은 신중성이라고도 한다. 성실성이 높은 사람은 자기 일에 책임감이 강하고 매사에 신중하며 진지하다. 반면 성실성이 낮은 사람은 변덕이 심하고 무책임하며 만사에 부주의한 편이다.

• **경험에 대한 개방성** 경험에 대한 개방성이란 얼마만큼 새로운 것에 대해 열려있으며 그것을 잘 받아들이느냐 하는 것이다. 경험에 대한 개방성이 높은 사람은 창의적이고 지적이며 새로운 사람이나 환경 등에 개방적인 편이다. 반면에 경험에 대한 개방성이 지나치게 낮은 사람은 단순한 편이며 상상력이 부족하다는 평을 받을 수도 있다.

2. 성격은 어떻게 만들어지는가?

• **유전의 영향** 한 가족 내에서 아버지와 아들 · 딸, 어머니와 아들 · 딸의 성격에 대해 생각해 보자. 주변에서 "씨도둑은 못하겠네. 어쩜 저리 하는 짓이 제 아버지랑 똑같을까.", "쟤는 아버지를 닮아 성격이 너무 다혈질이야. 왜 그런 것까지 닮아가지고 … 쯧쯧", "어릴 때는 모르겠더니 나이가 들수록 젊었을 때 제 어미랑 똑같아. 붕어빵이야 붕어빵."이라하는 말들을 들어봤을 것이다. 이처럼 부모의 성격과 자녀의 성격이 비슷한 것은 성격이 부모로부터 유전되는 부분이 있어서다. 우리는 부모로부터 키나 외모, 지능만을 물려받는 것이 아니라 성격도 물려받는다. 그래서 사람들은 배우자를 고를 때 외모뿐만 아니라

성격이 좋은지, 나쁜지를 따지는 것이고 흔히 부인을 얻으려면 장모를 보라는 말을 하기도 한다.

성격이 유전의 영향을 크게 받는다는 것을 보여주는 예가 있다. 미국 뉴저지 주에서 태어난 두 명의 쌍둥이는 각각 다른 집으로 입양되어 성인이 될 때까지 만난 적도 없고 심지어 쌍둥이 형제가 있다는 사실도 몰랐다. 하지만 수십 년이 지나 성인이 되어 다시 만났을 때 두 사람 모두 소방관이었고, 맥주병을 특이하게 드는 모습도 같았으며, 똑같은 상표의 술을 좋아했고, 둘 다 농담을 자주 하였으며 농담할 때 똑같은 말과 몸짓을 사용했다. 핀란드 출신의 또 다른 여자 쌍둥이는 서로 매우 다른 경제적 환경에서 자랐음에도 불구하고, 성인이 되어 만났을 때 둘 다 구두쇠가 되어 있었다. 뿐만 아니라 두 사람 모두 고소공포증이 있었고, 한 번의 자연유산 후 세 명의 건강한 자녀를 낳았다. 만난 지 얼마 지나지 않아 그들은 너무나 장단이 잘 맞아서 서로가 무슨 말을 할 지 다 알 수 있었다. 물론 이러한 경우는 매우 예외적인 것이어서 모든 쌍둥이들이 이와 같다는 것은 아니다. 하지만 서로 완전히 떨어져 자랐음에도 불구하고 이처럼 비슷하게 성장한 것은 유전이 성격에 미치는 영향을 짐작할 수 있게 한다.

따라서 아버지와 어머니가 모두 외향적인 집안의 아이들은 대체로 외향적이다. 이런 가족이 외출이라도 한다면 아마도 매우 시끌벅적하고 요란할 것이다. 반대로 부모 모두 말이 별로 없는 조용한 사람이라면 그 자녀들은 십중팔구 조용한 아이들일 것이다. 이런 가족들은 네 명이나 다섯 명이 모이더라도 있는 듯 없는 듯 조용할 것이다.

어떤 사람은 자신의 성격이 마음에 들지 않을 수 있다. "나는 왜 다른 사람들 앞에서 한 마디도 제대로 말을 못할까? 왜 이리 자신감이 없는 거지? 모임에만 가면 항상 뒷자리에 숨어 있잖아. 정말 난 그러고 싶지 않은데 …"라고 말이다. 그렇다면 이런 성격은 어떻게 생겨났을까? 이유 중 한 가지는 부모의 영향이다. 자신의 부모 혹은 조부모의 성격을 한번 떠올려 보면 "아하, 그렇구나."하고 무릎을 치게 될지도 모른다. 아무리 자기 성격이 마음에 들지 않더라도 이것은 조상으로부터 물려받은 소중한 유산일 수 있다. 그렇다면 자신의 성격이 모두 부모의 탓일까? 그렇지는 않다.

• **공유환경의 영향** 　한 부모에게서 태어난 형제자매들이 닮는 이유는 유전 때문일 수 있지만, 같은 환경에서 많은 시간을 함께 지내고 비슷하게 행동하도록 배워 왔기 때문일 수도 있다. 즉, 성격의 형성에는 유전적 요인뿐만 아니라 환경적 요인도 영향을 미치는데 환경적 요인에는 두 가지가 있다. 첫 번째는 공유환경으로, 이것은 한 가족 내에 있는 사람들이 똑같이 경험하는 환경을 말한다. 그렇다면 여기서 유전적 영향과 환경적 영향 중 어느 것이 더 큰가? 라는 의문이 생길 수 있다. 이것에 대한 답은 간단하지 않은데 왜냐하면 유전과 환경이 각각 성격 형성에 작용한다기보다는 유전과 환경의 상호작용이 특정 성격 형성에 기여하기 때문이다. 예를 들어, 외향적인 특성을 부모로부터 타고 태어난 사람들이 자라난 가정환경을 보자. 부모들이 외향적이므로 그 집안은 항상 활기차고 드나드는 사람들로 북적댈 것이다. 또한

이런 사람들은 자신의 외향성을 발휘할 수 있는 환경에 더 끌리므로 취미활동을 하더라도 조용한 독서나 명상보다는 에어로빅이나 노래 부르기 모임에 나가는 것을 더 좋아할 것이고 어떤 모임에서든 책임자의 역할을 하는 것을 더 즐긴다. 그리고 살면서 이러한 환경을 접할 기회가 더 많기 때문에 그 사람은 점점 외향적으로 될 것이다. 반대로 내향적 성격을 타고 태어난 사람은 독서를 하는 것과 일기를 쓰는 일에 더 많이 끌리고, 그렇게 하기 시작하면서 혼자서 하는 활동의 즐거움을 발견하게 되어 그 결과 더욱더 내향적인 사람이 될 수가 있다.

• **비공유환경의 영향** 한 부모에게서 태어난 다른 형제들을 살펴보자. 어떤 형제들은 성격이 아주 비슷하기도 하지만 어떤 형제들은 한 부모에게서 태어나 자랐음에도 성격이 아주 딴판이다. 형은 매우 용감하고 씩씩하고 사람들과도 잘 지내고 친구들에게 인기도 많고 낙천적인데 동생은 정반대로 겁이 많고 소심하며, 사람들과 잘 어울리지 못하고 혼자 있는 것을 좋아하여 친구들도 많지 않고, 늘 걱정을 많이 한다. 왜 이렇게 두 사람이 다른 것일까? 두 사람은 같은 부모로부터 유전자를 물려받고, 같은 가정환경에서 자라났다. 만약 성격이 모두 부모로부터 유전되는 것이라면 두 사람의 성격도 똑같아야 할 것이 아닌가? 물론 형은 아버지 성격을 닮고 동생은 어머니 성격을 닮았기 때문일 수도 있다. 하지만 아버지도 어머니도 닮지 않은 사람은 어떻게 된 것인가? 이유는 앞에서도 말했듯이 성격이 유전에 의해서만 전적으로 결정되는 것이 아니고 환경의 영향도 받기 때문이다. 그런데 이 형제

의 경우에는 가정환경도 같다. 그럼 무엇이 형제들의 성격에 이러한 차이를 만드는 것일까?

이러한 차이의 또 다른 원인은 비공유환경이다. 같은 부모에게서 같은 교육을 받고 같은 가정 형편에서 똑같은 음식을 먹고 자랐지만 사람들의 성격은 달라질 수 있다. 왜냐하면 한 가족이라 하더라도 가족들이 주관적으로 경험하는 환경은 다를 수 있기 때문이다. 예를 들어 부모가 한 자녀를 다른 자녀보다 더 편애하면 이것은 자녀들의 관계에 영향을 주게 되고, 그 결과 두 자녀는 가족 내에서 다른 경험을 하게 된다. 어린 시절을 떠올려보자. 부모님이 아들과 딸을 똑같이 대해 주었는가? 맏형과 막내에게 대하시는 것이 항상 같았는가? 맏이에게는 더 엄격하고 막내는 더 부드럽게 대하시지는 않았는가? 이와 같은 모든 것들이 가정 내의 형제 차별 경험이다. 맏아들로서 부모로부터 사랑을 한몸에 받으며 자란 사람은 풍족하고 여유로운 환경에서 자란 것이지만, 오빠를 뒷바라지하기 위해 학업을 포기하고 어린 나이에 직장을 다녀야 했던 여자형제는 남자형제에게 모두 빼앗긴 부모의 사랑과 경제적 여유를 목말라하면서 자랐을 것이다. 그래서 어떤 학자는 형제들의 출생순위나 형제의 수에 따라서 성격이 달라진다고 한다. 맏이의 성격, 막내의 성격, 중간 자녀의 성격, 외동자녀의 성격이 다 다르다는 것이다.

우리나라의 연구결과에 의하면 여러 명의 딸을 낳고 막내로 아들을 낳은 경우에, 중간에 태어난 딸이 가장 힘든 어린 시절을 보내게 되고 그 결과 성격적인 문제를 가질 가능성도 가장 높다고 한다.

뿐만 아니라 살아가면서 가정 밖에서 겪게 되는 다양한 경험들도 성격 형성에 영향을 준다. 같은 부모에게서 태어나 한 집에서 자랐지만, 학교에 들어가면서부터 경험하는 것들이 달라진다. 남학교를 다녔는지 남녀공학을 다녔는지, 어떤 성격의 친구들과 주로 어울렸는지, 학교에서 어떤 선생님을 만났는지, 학창시절 크게 상처를 받은 경험은 없었는지, 대학에서 어떤 전공을 선택하고 어떤 직업을 가졌는지, 혹은 어떤 배우자를 만났는지 등에 따라 전혀 다른 성격을 가진 형제 혹은 자매로 성장할 수 있다. 예를 들어, 어릴 때는 성격이 비슷했던 형제가 각자 다른 직업을 가지고 수십 년을 살고 난 다음에는 아주 다른 성격이 된 것을 발견할 수 있다. 한 형제는 은행원으로, 다른 형제는 영업사원으로 30년을 살아왔다고 생각해 보자. 은행원으로 살아온 사람의 성격은 매우 꼼꼼하고 철저하며 빈틈이 없고 약간 강박적인 데 비해, 영업사원으로 살아온 형제는 말을 많이 하고 다른 사람을 설득하려 하며 허풍이 좀 있으며 늘 얼굴에 미소를 띠고 있는 사람이 될 수도 있다. 이것이 우리가 흔히 말하는 '직업 성격' 이다.

또한 매우 내향적인 남성이 배우자로 아주 외향적인 아내를 만난 경우를 생각해 보자. 항상 활달하고 사람들을 좋아하여 늘 친구나 친척들을 집으로 초대하고 남편과 함께 재미있는 취미활동을 하기를 원하는 아내와 20년 이상을 함께 살았다면 그 남편의 성격은 어떻게 될까? 물론 모두가 그런 것은 아니겠지만, 수십 년 후에는 남편도 사람들과 어울려서 수다 떨기를 좋아하게 되지는 않을까? 혹은 반대로 아내가 남편의 영향을 받아 젊은 시절보다 말이 없어지고 사람들과 어울리기

보다는 혼자 집에 있는 것을 좋아하게 될 수도 있다. 이것이 바로 오래 산 부부가 서로 닮아가게 되는 이유이다.

3. 성격을 알아내는 방법

우리가 자기 자신과 다른 사람의 성격을 알고 있다면 참으로 편리할 것이다. 왜냐하면 다른 사람의 성격을 알고 있으면 그 사람의 행동을 이해하기가 더 쉬울 것이기 때문이다. 예를 들어, 약속시간에 늘 늦는 친구에게 실제로는 8시 반에 시작하는 모임을 8시에 시작한다고 말할 수 있는데 그러는 까닭은 그 친구가 약속 시간보다 어느 정도 늦게 도착할 거라고 예상할 수 있기 때문이다.

또 다른 예로, 며칠 전 친구에게 소개받은 사람을 우연히 어떤 장소에서 다시 만나게 되었다고 생각해 보자. 그런데 내가 반갑게 다가가 악수를 청하며 인사를 했는데, 그 사람은 그저 우물쭈물하며 인사도 하는 둥 마는 둥 저쪽으로 가버렸다. 당신은 어떤 생각이 들 것인가? '아니 저 사람이 지금 나를 무시하는 건가?', '나를 기억하지 못하나? 아님 나를 싫어하는 걸까?', '참 무례한 사람이군, 내가 인사를 했으면 자기도 반갑게 인사를 해야지 도대체 별 이상한 사람을 다 보겠네.' 등 별별 생각이 다 들것이다. 그런데 다음날 그 사람을 소개해준 친구로부터 "그 사람 정말 낯가림이 심해서 웬만큼 친해지기 전에는 말도 제대로 못한다니까. 사람이 너무 소심하지. 하지만 친해지면 말도 곧잘 하고 참 재미있는 친구야."라는 말을 듣는다면, 그제야 우리는 '아하!' 하고 전날 그 사람이 했던 행동을 이해하게 되고 그 사람에 대한 오해도 눈 녹듯 사라질 것이다. 그리고 '다음에 그 사람을 만나면 좀 더 편하고 친근하게 대해 줘야지. 그럼 친해질 수 있겠지.' 라고 생각할 수도 있다. 이처럼 다른 사람의 성격을 미리 알고 있다면 그 사람을 더 잘 이해하게 되어 관계가 더 좋아질 수 있다.

그렇다면 우리는 자신과 다른 사람의 성격을 어떻게 알아낼 수 있을까? 물론 우리는 직접 그 사람을 겪어 봄으로써 그 사람들의 성격을 알 수 있지만 이것은 시간이 많이 걸린다. 또한 그 사람의 행동만을 보고 성격을 판단하는 것은 틀릴 가능성도 있다. 왜냐하면 때때로 사람들은 주변 환경에 따라서 다른 행동을 보이기도 하기 때문이다. 무척 말이 많고 수다스러운 사람이라도 장례식장에서 시끄럽게 떠들진 않을 것이고, 아무리 다른 사람과 쉽게 친해지고 사교적인 사람이라 하더라도 자신을 해치려는 사람에게까지 친절하지는 않을 것이다. 즉, 사람들은 시간과 장소, 그리고 어떤 사람들과 함께 있느냐에 따라서도 행동이 달라진다.

심리학자들이 자신과 다른 사람의 성격을 편리하게 알 수 있는 방법들을 만들어 내고자 노력한 결과, 성격을 재는 여러가지 검사를 개발하였다. 여기서는 앞에서 설명했던 코스타와 맥크래가 만든 5가지의 기본 성격 특질을 재는 성격 검사를 소개하고자 한다. 아래에 있는 문항들은 각각의 성격 특질의 특징인데, 각 문항들이 자신에게 얼마나 해당되는지 생각해 보자. 해당되는 문항이 많을수록 각각의 성격 특질을 뚜렷하게 지닌 것이다.

1) 외향성

- 모임에서 분위기를 주도하는 인물이다.
- 여러 사람 사이에서도 주눅들지 않는다.
- 모임에서 많은 사람과 이야기를 나눈다.
- 다른 사람과 있을 때, 대화를 먼저 시작하는 편이다.
- 다른 사람의 시선이 나에게 집중되는 것을 꺼려하지 않는다.
- 말을 많이 하는 편이다.

2) 정서적 안정성(신경증 성향)

- 걱정을 많이 하는 편이다.
- 화를 잘 내는 편이다.
- 쉽게 짜증이 난다.
- 자주 우울해진다.
- 마음이 잘 심란해진다.
- 기분의 변화가 심한 편이다.

3) 우호성

- 다른 사람에게 관심이 많다.
- 따뜻하고 부드러운 마음을 가지고 있다.
- 사람들을 편안하게 해준다.
- 다른 사람의 기분을 잘 이해하는 편이다.
- 다른 사람을 위해 시간을 잘 할애하는 편이다.
- 다른 사람의 감정을 내 것처럼 여긴다.

4) 성실성

- 지저분하면 즉각 청소한다.
- 계획한 것을 그대로 실행한다.

- 일에 대해서는 가혹하리만큼 열심이다.
- 세밀한 부분에도 주의를 기울인다.
- 항상 무엇이든 할 준비가 되어 있다.
- 질서 정연한 것을 좋아한다.

5) 경험에 대한 개방성

- 상식이나 어휘를 많이 아는 편이다.
- 상상력이 풍부하다.
- 훌륭한 아이디어를 낼 때가 많다.
- 깊은 생각에 잠길 때가 많다.
- 어려운 단어를 많이 사용한다.
- 이해가 빠른 편이다.

2 노년기 성격 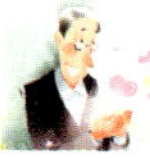 이야기

1. 노년기 성격은 변하는가?

사람의 성격은 나이가 들면서 변할까? 아니면 변하지 않고 그대로일까? 어린 시절 알던 친구를 몇 십 년 만에 다시 만나는 경우가 있다. 그럴 때 사람들이 하는 말을 들어보면, 어떤 할아버지는 "50년 만에 고향 어릴 적 친구를 만났는데 그대로야 그대로. 하는 짓이 10살 때랑 똑같아. 어쩜 그렇게 안 변했을까.? 어릴 때도 그렇게 장난꾸러기더니 지금도 제 버릇 못 버렸더라고"라고 말한다. 반대로, 어떤 분은 "허, 그 친구, 사람이 변했던데. 예전에는 그렇게 표정이 밝고 잘 웃더니 지금은 성격이 이상해졌어. 별 말도 안 했는데 화를 내며 얼굴을 붉혀서 내가 민망해서 혼났네."라고 말하기도 한다.

그럼 무엇이 정답일까? 나이가 들면 성격이 변해서 순하던 사람이

괴팍해지기도 하고 반대로 몹시 까다로웠던 사람이 무던하고 순한 사람이 되기도 하는 것일까? 아니면 '세 살 버릇 여든까지 간다.' 는 속담처럼 변하지 않는 것일까? 답은 '둘 다 맞다.' 이다. 도대체 어떻게 이 상반된 두 가지가 모두 가능한 것일까?

사람들은 성격에 대해 여러 가지 믿음이나 신념을 가지고 있다. 쉽게 설명하면, 먼저, 사람들은 원래 성격이란 시간이 지나도 비교적 변하지 않고 그대로일 것이라 생각하고 다른 사람들을 대할 때도 그런 생각으로 대한다. 이처럼 성격이 안정적이어야 다른 사람이 어떤 행동을 할 것인지 예상하기가 쉽고 따라서 그 사람을 대하기도 쉬울 것이다. 그래서 간혹 잘 아는 사람이 내가 예상하는 것과 전혀 다른 행동을 하면 깜짝 놀라게 된다. 그런데 만약 사람들의 성격이 안정적이지 않고 시시때때로 변하는 것이어서 아침에 눈 뜰 때마다 새로운 사람으로 태어난다고 상상해 보자. 얼마나 끔찍할까? 어제는 순했던 남편이 오늘은 폭군이 된다거나, 어제는 진실하고 믿음직하던 친구가 오늘은 믿을 수 없는 친구로 변한다면 우리의 생활은 난장판이 될 것이다. 매일 매일을 잘 살아나가기 위해서는 사람들의 성격이 어제와 다르지 않다는 것이 매우 중요하다.

실제로 사람들의 성격은 세월이 흐르고 나이를 먹어도 잘 변하지 않는다. 즉, 어릴 때 새로운 친구들과 쉽게 친해지고, 재잘재잘 말이 많고, 밖에 나가 뛰어노는 것을 좋아하던 아이는 30살이 되어서도 직장에서 동료들과 잘 사귀고, 여전히 수다스럽고, 몸을 움직이며 활동하는 것을 좋아한다. 이런 사람이 노인이 되어서는 어떨까? 여전히 활발하고 명랑하며 사람들과 함께 지내기를 좋아하는 할머니, 할아버지가 된다.

하지만 반대로 사람들은 좋지 않은 성격은 변화시킬 수 있다고 믿고 있기도 하다. 이것이 사람들이 성격에 대해 가지고 있는 두 번째 생각이다. 우리는 종종 "저 사람은 성격 개조를 해야 해." 혹은 "제 성격을 바꾸고 싶어서요."라는 말을 한다. 그런데 수줍음이 몹시 많아서 사회생활에 어려움을 겪는 사람이 도저히 수줍음을 극복할 수 없다거나, 심한 불안을 가진 사람이 있는데 평생 동안 고쳐지지 않는다거나, 좋지 않은 성격 때문에 다른 사람을 매우 힘들게 하는데도 그것을 없앨 수 없다고 상상해 보자. 얼마나 절망적일까? 실제로 사람들은 성격을 개조할 수 있다고 굳게 믿고 있고 성격을 바꾸기 위해 상담자나 치료자를 찾아가기도 한다.

간혹 어떤 사람들의 성격은 정말 변하는 것처럼 보인다. 이러한 변화는 왜 일어나는 것일까? 사람은 살면서 많은 일을 겪는다. 이 중에는 좋은 일도 있고 나쁜 일도 있다. 사랑하고 결혼해서 집을 장만하고 자녀를 낳고 자녀들을 좋은 대학에 보내고 자녀의 혼사를 치르고 손자 손녀를 본다. 이처럼 기쁘고 즐거운 일만 있으면 좋으련만 인생이란 그렇지 않아서 힘들고 괴로운 일들도 많다. 한평생을 살면서 시험에 떨어지고 친구에게 배신당하고 병에 걸려 수술을 하고 사업에 실패도 하고 부모나 형제가 죽고, 혹은 배우자를 잃기도 하고 때로는 자식을 먼저 보내기도 한다. 사람들이 이러한 일들을 겪을 때 인생의 목표가 변한다. 병을 앓기 전에는 주변 사람들에게 관심을 가지고 그 사람들과 좋은 관계를 맺는 것보다는 직장에서 성공하는 것이 가장 큰 목표였지만, 병을 앓은 후에는 가족, 친지, 친구들과 더 많은 시간을 보내고 그 사람들에게 더 너그러워지고 다른 사람들을 위해 자신을 더 희생하게 된다. 즉, 나이가 들면서 인생의 목표, 동기, 관심사 등이 변하게 되고 이에 따라 성격도 변해가는 것이다.

사람의 성격이 나이들어 가면서 변한다고 생각한 심리학자로는 융Jung, 에릭슨Erikson, 래빈슨Levinson 등이 있다. 이들은 사람들이 살면서 많은 경험들을 하고 나이가 들면서 그때그때 인생의 목표가 바뀌기 때문에 성격은 죽을 때까지 평생을 걸쳐 변화해 간다고 생각했다.

• 사람은 인생의 각 단계에서 성격의 변화를 겪는다

> "우리는 인생의 아침 프로그램에 따라서 인생의 후반을 살 수는 없다. 왜냐하면 아침에 위대했던 것이 저녁에는 작아지게 될 것이고, 아침에 진실이었던 것이 저녁에는 거짓이 될 것이기 때문이다"

이것은 융의 말이다. 즉, 사람들은 나이가 들어서도 젊었던 시절과 똑같이 살 수는 없는데, 이것은 젊은 시절에는 중요했던 목표나 가치들이 나이가 들면 하찮아 보이기도 하고, 젊은 시절 대수롭지 않게 여긴 것이 인생의 후반기에는 매우 소중해지기도 하기 때문이다. 따라서 인간은 청년에서 중년, 노년으로 나이들어 가면서 세상을 바라보는 방식과 세상을 사는 방식이 바뀌게 된다. 이런 과정을 거치기 때문에 성인이 되어서도 사람들의 성격은 끊임없이 변화해 간다는 것이다.

융은 사람의 생애를 아동기, 청년기, 성인기 초기, 중년기, 노년기로 나눴다. 그리고 각각의 단계에서 성격 변화가 일어난다고 보았다. 아동은 정신적으로 자아가 미성숙한 시기이므로 이때는 부모의 영향을 받으며 살아간다. 하지만 사춘기를 지나 청년기로 접어들면 자아가 생겨나면서 정신적으로 새로운 제2의 탄생을 하게 된다. 이때부터는 사회에서 자신의 역할을 가지게 되고 그에 대한 책임을 지게 되는 것이다. 그러다 중년기로 들어서면 정신적으로 많은 변화가 찾아온다. 자신의 중년기를 한번 떠올려보자. 50대쯤이 되어 이제까지 자신의 모든 것을 바쳐왔던 가치들인 돈, 권력, 지위, 명성이 의미를 잃기도 한다. 즉, 지금까지 가정은 뒷전인 채 회사를 위해 내 인생을 다 바쳐 노력했는데 이제는 그것이 의미 없는 것으로 느껴지고 허무해진다. 아내는 "당신이 우리를 위해 뭘 해줬어요? 애들도 나 혼자 다 키웠어요."라고 비난하기도 한다. 자녀들과도 뭔가 거리감이 느껴진다. '지금까지 나는 무엇을 위해 이렇게 노력해 왔는가?' 라는 생각이 들면서 정신적 공동空洞이 찾아오기도 한다. 이런 시기를 거치면서 사람들은 또다시 변한다. 이제까지와는 달리 자기 내면의 소리에 좀 더 귀 기울이게 되고, 지금까지 추구한 것과는 다른 새로운 동기와 가치를 찾아내고 인생을 새로운 시각으로 바라보게 된다. 이때 자기의 새로운 가능성을 발견하게 되기도 한다.

융은 이러한 중년기 과정을 거쳐서 노년기에 이르러서도 분명한 삶의 의미나 목표가 있어야 하며 만약에 그렇지 못하면 미래보다 과거에 매달려 살게 된다고 말한다.

> "삶에 안녕을 고할 수 없는 노인은 그것을 껴안을 수 없는 젊은이처럼 나약하고 병들어 있다."
> – 융 –

> "죽음 안에서 우리가 노력할 수 있는 어떤 목표를 발견하는 것은 심리적으로 긍정적이나, 죽음으로 인해 위축되는 것은 인생후반을 강탈당할 정도로 건강하지 못하다."
> – 융 –

이것은 노년기가 되면 자신이 나이 들었음을 인정하고 인생은 무한하지 않으며 누구나 죽는다는 것을 인식하고 죽음을 인생의 마지막 단계로 받아들이는 것이 중요하다는 것을 강조하는 말들이다. 즉, 노년기에는 죽음에 대한 의미와 목표를 발견하는 것이 중요하다.

• 자신의 인생을 받아들이고 만족해가는 것이 중요하다

에릭슨은 신체적, 생리적 감퇴가 서서히 드러나고 외적인 한계가 피부로 느껴지는 중년기가 되면 생성감生成感, generativity과 침체감沈滯感, stagnation 사이의 균형을 이루는 것이 중요하다 했다. 이것이 바로 이 시기에 이뤄야 할 과제다. 생성감이란 '자신의 내적인 자원을 생성적인 목적을 위해 끌어내며 후손 세대를 배려하고 보살피는 미덕을 터득하는 것' 이다. 그렇다면 생성감은 어떻게 생겨나는 것일까? 인생의 중턱인 중년기에 이르러 지금까지 살아온 날들을 뒤돌아보고 자신의 삶을 다시 한번 평가해 보며 자아성찰을 할 수 있는 사람은 생성감을 얻게 된다. 생성감에 이르지 못하게 되면, 결국 침체감의 늪에 빠지게 되는데 이런 사람은 중년이 되어서도 여전히 자아탐닉에 몰두하며, 다른 사람에게는 관심과 배려가 없으며 오로지 자신의 욕구충족만을 중요하게 생각한다.

마지막으로 인생의 앞 단계들을 성공적으로 살아온 사람이 노년기에 이르러서 자신의 삶을 평가하면서 일생동안 자신이 노력한 것과 성취한 것을 되돌아보고 성공과 실패를 모두 자신의 것으로 수용하게 되면 자아통합自我統合, ego integrity을 이룰 수 있다. 자아통합이란 자신의 인생이 삶의 후반기에 이르러 완성되었다고 느끼고 자기 자신의 인생을 자신의 것으로 받아들이고, 자신과 인생에 만족하는 것이다. 자아통합에 이르지 못한 사람들은 절망감絕望感, despair을 느끼게 되는데 이것은 자신의 삶을 자신의 것으로 받아들이지 못하고 후회하기 때문이다.

• 인생의 사계절은 모두 아름답다

래빈슨은 '남자의 사계절, 여자의 사계절'이라는 말로 사람의 인생을 계절에 비유했다. 래빈슨은 사람들의 인생행로가 어떻게 진행되는지 연구했는데 그 결과 사람들의 인생은 시대나 문화에 관계없이 비슷하다는 것을 발견했다. 즉, 조선시대 사람이나 현대인이나 혹은 미국사람이나 한국인이나 살아가는 인생 과정에 큰 차이가 없다는 것이다. 물론 구체적인 삶의 내용은 사람에 따라 달라질 수 있지만 남자와 여자의 인생도 매우 비슷하다.

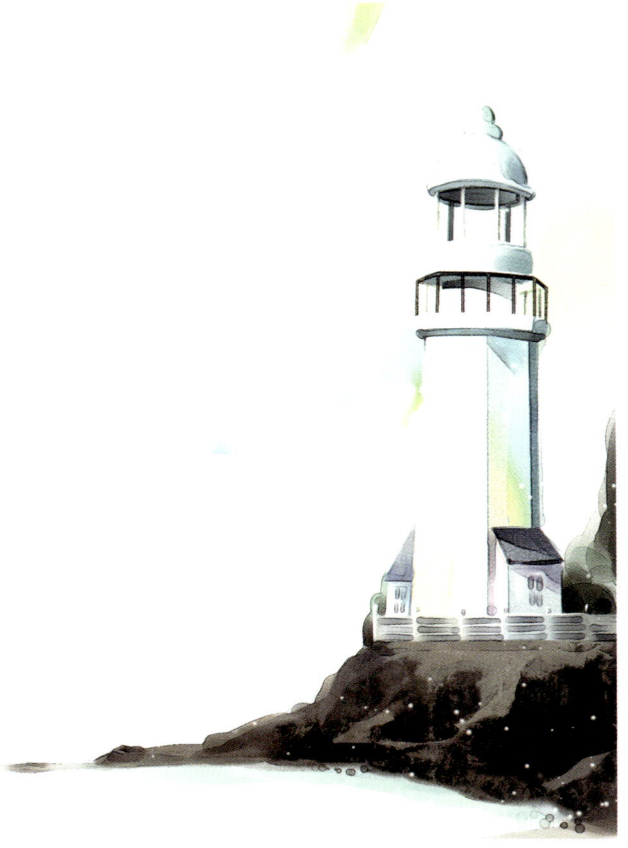

그는 전 생애를 성인기 이전, 성인기 초기, 성인기 중기, 성인기 후기의 네 개의 큰 시대eras로 나눴는데 이것은 봄, 여름, 가을, 겨울의 사계절에 해당된다. 한 시대는 약 25년 정도이고, 각 시대는 또 몇 개의 짧은 시기periods로 나뉜다. 예를 들어 성인기 초기는 성인 초기로 들어서는 입문시기(22~28세)와 30대로 전환하는 시기(28~33세)와 성인 초기의 절정기(33~40세)와 성인중기로 넘어가는 시기(40~45세)가 있다. 성인기 중기 시대는 성인기 중기 입문기(45~50세), 50대 전환시기(50~55세), 성인기 중기 절정시기(55~60세), 성인기 후기로 전

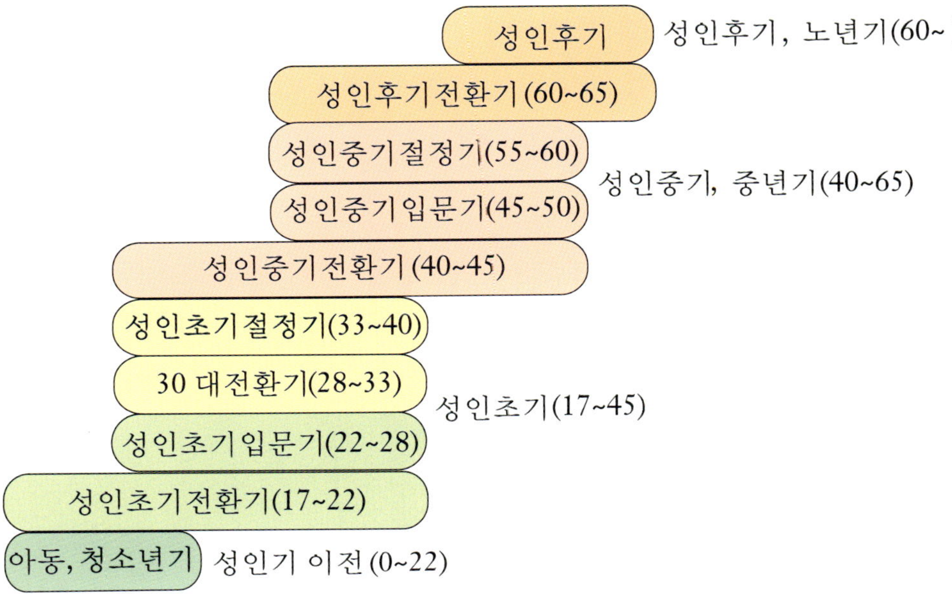

환하는 시기(60~65세)의 네 개 시기로 나누어진다.

각각의 시대와 시기의 생활양식은 다르다. 사람들의 삶이란 직업, 결혼, 가족관계, 우정, 여가활동, 종교와 같은 다양한 것들로 이루어져 있는데 이것이 인생의 시기에 따라 중요성과 우선순위가 바뀌기 때문이다. 예를 들면, 성인초기 시대와 성인중기 시대에는 직업이나 결혼관계가 삶에서 가장 중요한 것이지만 노년기가 되면 우정이나 여가활동, 종교 등이 더욱 중요해지는 것이다. 이러한 변화는 한 시대에서 다음 시대로 넘어가는 전환 시기에 주로 일어나므로 전환 시기에는 변화로 인한 갈등이나 위기를 경험하기도 한다. 사람들이 흔히 이야기하는 '중년기 위기' 나 '아홉 수' 라는 것은 바로 이러한 전환기 위기를 뜻하는 것이다. 한 시대에서 다음 시대로 큰 변화를 겪게 될 때 심리적으로 매우 불안하게 되며 때때로 이것이 신체적 질병으로 연결되기도 한다. 안정된 시기로 접어들어 새로운 삶을 시작하게 되기까지는 한참의 시간과 노력이 필요하다. 다음의 글은 중년기 위기의 느낌을 표현한 것이다.

> "내가 내 삶의 절반을 여행했을 때, 나는 어두운 숲에 있는 나 자신을 발견했다. 왜냐하면, 나는 벗어나는 길을 잃어버렸기 때문이다. 아, 그 황량한 숲은 빽빽하고 대처하기는 어렵고, 심지어 나의 운명을 다시 새롭게 회상하는 것도 난감한 지경이다. 너무 끔찍하다 — 죽음마저 심각해 보이지 않는다."
>
> – 융 –

래빈슨이 말하는 노년기는 약 60~65세에 시작되어 80세 이후까지 지속되는데 60세에서 80세까지를 노년기 전기로, 80세 이상을 노년기 후기로 구분할 수 있다. 노년기가 되면 제아무리 건강하고 정력적인 삶을 이끌어 온 사람이라 할지라도 자신의 기력과 능력이 감퇴하고 있다는 사실을 느끼게 된다. 따라서 살아가는 방식이 젊은 시절과 같을 수 없으며 나이에 맞게 조절해야 한다. 대부분 나이가 많아지면 한두 가지 이상의 질병을 앓게 되고 따라서 이제 사람들의 최고 관심사는 건강과 장수가 된다. 또한 배우자나 가까운 사람들의 죽음을 지켜보면서 자신의 죽음도 얼마 남지 않았다는 것을 인식하게 된다.

인생의 어느 시기든 새로운 계절로 들어가는 문턱을 넘는 것은 무척 힘든 것이다. 마치 계절이 바뀌는 환절기마다 감기를 앓는 것과 마찬가지다. 새로운 인생시기로 넘어갈 때마다 마치 젊음이 모조리 사라져 버린 듯한 느낌이 들지만 60세를 넘어설 때에 그 느낌은 더욱 처절하다. 래빈슨은 60~65세 사이를 '노년기 전환기'라 했는데 이 시기가 되면 이제 할머니, 할아버지, 노인이라는 말에 익숙해질 마음의 준비를 조금씩 해야 한다.

이 시기가 되면 사회적으로는 가정이나 사회에서 힘과 권위가 약해지고, 책임과 역할, 권위를 중년세대에게 물려주고 사회의 중심부에서 물러나 이제 더 이상 사회의 주역이 아님을 깨닫게 된다. 물론 무대의 중앙에서 물러나는 것은 정신적으로 큰 상처를 남기지만 가정에서는 여전히 부모와 조부모로서 유용한 지혜를 발휘하고, 가족구성원들을 바른 길로 인도하거나 지원을 해줄 수 있다. 이러한 세대교체를 잘하는 것은 개인뿐만 아니라 사회발전에도 중요하다. 래빈슨은 65~70세가 넘어서도 공식적인 권좌를 고집할 때는 다음과 같은 문제가 생긴다고 지적한다.

> "어떤 남성이 많은 정력과 기술을 가지고 있다 하더라도, 노년기까지 권력을 꼭 붙들고 있어야 한다고 충고하는 것은 큰 잘못이다. 그렇게 되면 자신을 따르는 추종자나 측근이 없어지게 되어 고립된 지도자가 되기 쉽다. 또 지나치게 신격화되거나 많은 사람들에게 미움을 받을 수도 있다. 이렇게 되면 세대 간의 연결이 무너지게 된다."

물론 언제 은퇴를 할 것인가 하는 것은 개인의 욕구나 능력, 생활 형편 등에 따라 달라지고 이 시기를 보내는 사람들의 모습도 매우 다양하다. 어떤 사람들은 정력이나 흥미를 모두 잃어버리고 위축되는 반면, 어떤 사람들은 마지막까지 돈, 명예, 권력에 집착하기도 한다.

하지만 노년이야말로 자기 내면의 능력을 보다 창조적으로 잘 발휘할 수 있는 시기이고 그렇게 살아가는 사람들도 있다. 주위에서 연장자로서의 지혜와 연륜을 가지고 상담, 교육, 자원봉사로 지역사회에 기여하는 60대 이상의 사람들을 볼 수 있다. 특히 요즘은 '인생은 60부터' 라며 제3기 인생을 새롭게 설계하는 사람들이 많다.

수명이 연장되면서 노년기 후기를 살아가는 사람들이 증가하고 있다. 물론 죽는 순간까지 건강하게 살 수 있으면 좋겠지만, 대다수는 80이 넘으면 만성적인 질병으로 불편을 겪게 된다. 따라서 생활 범위가 가까운 가족이나 친척으로 좁아지며, 자신의 신체적 욕구나 편안함이 가장 큰 관심사가 된다.

하지만 아직 활력 있는 노인이라면, 사회나 후손에게 지혜와 고상함을 보여줄 수도 있다. 이 시기에 해야 할 가장 중요한 것은 죽어가는 과정을 이해하고 자신의 죽음과 타협하고 마음의 준비를 하는 것이다. 죽음이 몇 달 후에 닥칠지 아니면 몇 년 후나 몇 십 년 후에 닥칠지 모르지만 노인들은 죽음의 그림자 속에서, 그리고 죽음의 부름 속에서 살고 있다. 이 시기에 노인들은 자신이 누구이고 인생이 과연 무엇인가에 대해 마음의 정리를 하게 되는데 래빈슨은 이것을 '다리 위에서 바라보기one's view from the bridge' 이라고 표현하였다. 이것은 앞서 에릭슨이 말한 자아통합감과 유사한 것이다. 이제 무엇보다 중요한 일은 자신을 알고, 자신을 사랑하며, 자신을 버릴 준비를 하는 것이다. 이는 다음의 글에 잘 표현되어 있다.

> "그는 인생주기의 맨 마지막 다리에 서서 삶과 죽음에 대해 새로운 의미를 부여한다. 이제 그는 자신을 잘 알고, 자신을 매우 사랑하며, 그리고 자신을 포기할 준비가 되어 있다." – 래빈슨 –

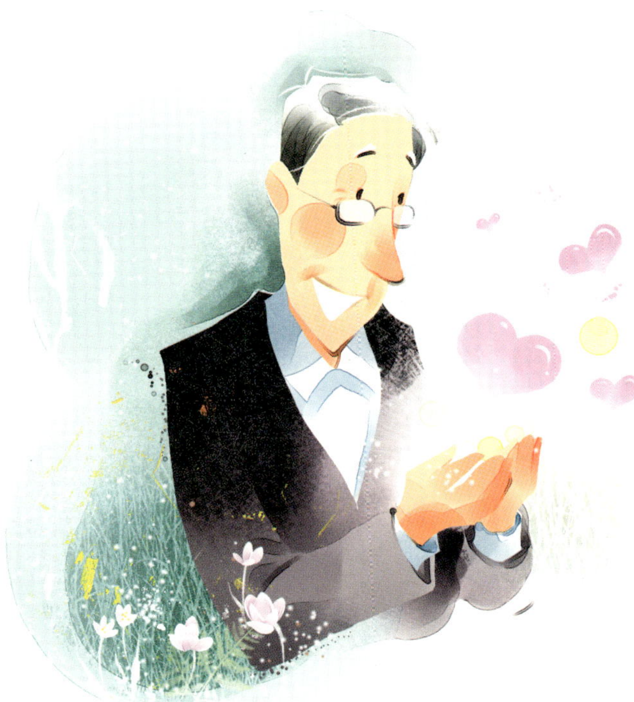

2. 노년기 성격의 특징

앞에서 본 것처럼 나이가 들어도 젊은 시절 성격의 기질적 특질은 그대로 유지되지만 다양한 삶의 경험들로 인해 성격이 어느 정도 변할 수도 있다. 즉, 나이가 들어감에 따라, 혹은 환경의 변화에 따라 성격에 변화가 일어나기도 하지만 그 변화는 개인의 타고난 기질적 특질의 바탕 위에서 이루어진다.

그럼에도 불구하고 노년기로 접어들면서 대부분의 사람들에게서 나타나는 성격변화에는 몇 가지 특징이 있다. 즉, 나이가 들면서 젊은 시절과는 다르게 변해가는 점들이 많은 노인들에게 비슷하게 나타난다. 노인에게서 보편적으로 발견할 수 있는 성격변화의 특징에는 어떤 것이 있을까? 여기서는 노년기에 나타나는 일반적인 성격변화에 대해 설명하고 그러한 변화를 어떻게 받아들여야 할지에 대해 이야기해 보자.

• **쉽게 우울해진다** 나이가 들면 신체가 쇠약해지고 경제력이 줄어들거나 없어지며, 은퇴하여 더 이상 직업을 갖지도 못하게 되는 것이 보통이다. 게다가 가까운 사람들의 죽음을 자주 보게 된다. 이와 같이 좋은 일보다는 나쁜 사건들이 많아지기 때문에 노인들은 특히 우울해지기 쉽다.

• **내향적이고 수동적으로 변한다** 기운이 떨어져서 어떤 일을 하기 위한 에너지가 줄어듦으로 젊을 때만큼 바깥으로 나다니며 사람들과 만나기보다는 혼자 조용히 집에서 지내는 시간이 많아진다. 즉, 외부의 바깥세상보다는 자신의 내면에 관심을 더 많이 기울이게 된다. 또한 모임에서도 적극적으로 나서서 일을 추진하고 자신의 의견을 주장하기보다는 젊은이들이 하는 것을 지켜보고 하자는 대로 따라간다. 집안의 대소사가 있을 때 "너희들 좋을 대로 해라."하며 자식들의 의견을 따르는 경우가 많아진다.

• **양성성이 뚜렷해지고 성역할에 대한 생각이 변한다** 원래부터 남성에게도 여성적인 면이 있고 여성에게도 남성적인 면이 있다. 하지만 젊은 시절에는 남성은 남성다워 보이려고 노력하고 여성은 여성스럽기를 원한다. 하지만 중년을 지나면서 개인이 지니고 있던 남성성과 여성성은 조금씩 변한다. 나이 많은 부인들이 모여 이야기를 하면 모두가 비슷한 말들을 한다. "우리 남편은 예전에는 안 그러더니 나이가 들면서 말이 많아졌어. 얼마나 잔소리를 하는지 몰라." 혹은 "자기 자식 키울 때는 별로 예뻐하는 것 같지도 않고 잘 안아주지도 않더니만 손자손녀는 왜 그렇게 좋아하는지 …. 업어주고 데리고 놀고 기저귀도 갈아줘. 젊었을 적에는 상상도 못하던 일이야." 이처럼 남자들이 나이가 들면 내면에 있던 여성적인 면이 표현되어 점점 여성적으로 변한다. 반면에 여성들은 나이가 들면서 점점 남성적인 면을 많이 보이는데, 집안에서 목소리가 커지고 주장이 강해진다. 이처럼 중년기를 지

나면서 양성성(남성성과 여성성을 모두 가지는 것)이 뚜렷해지는데 특히 갱년기를 거치면서 나타나는 호르몬의 변화가 양성성에 한몫을 한다. 갱년기가 되면 여성들은 여성호르몬이 줄어드는 대신 남성호르몬이 늘어나고, 남성들의 경우에는 남성호르몬이 줄어들고 여성호르몬이 늘어난다. 그래서 자연스럽게 남성은 좀 여성스러워지고 여성은 남성화 되는 것이다.

그렇다면 이것을 어떻게 받아들여야 할까? 자신의 여성성과 남성성이 사라지는 것을 안타까워하며 남성성과 여성성을 잃지 않으려고 노력해야 할까? 지금까지의 연구에 의하면 그렇게 하기보다는 변화한 모습을 받아들이는 것이 더 좋은데, 나이가 들면서 양성성이 커지는 것은 노년기의 성공적인 적응에 도움이 되기 때문이다. 나이가 들어서 여전히 자신의 남자다움만을 내세우는 노인보다는 아내의 집안일을 도와주고 손자손녀를 함께 돌보며 아내와 사소한 일상의 대화를 나눌 수 있는 남성이 정신적으로 더 행복하다고 알려져 있다. 또한 시대와 사회도 이것을 요구하고 있으므로 성(남자, 여자)에 대한 전통적인 관념이나 편견에서 자유로워지는 것이 행복한 노년생활에 도움이 될 것이다.

• **융통성이 없어지고 새로운 변화를 싫어한다** 흔히 나이가 들면 고집이 세진다고들 하면서 '저 고집불통 노인네' 라는 말을 하기도 한다. 특히 노인들은 예전에 자신이 쓰던 방식을 고수하는데 예를 들어, 의학이 발전해서 이제는 더 좋은 약들이 많이 있음에도 불구하고 자신이 젊은 시절

먹던 두통약이나 소화제를 고집하기도 하고, 신종 세탁기를 옆에 두고도 예전의 세탁기를 고집하거나 빨래판을 사용하는 것이 최고라고 우기기도 한다. 며느리가 최신형의 식기세척기를 사용하는 것을 못마땅해하며 설거지는 손으로 하는 것이 제일 깨끗하다며 부득부득 손으로 설거지를 하거나 어린 손자에게 헝겊 기저귀가 아닌 종이 기저귀를 사용하는 것이 마음에 걸려 잔소리를 한다. 이런 예에서 볼 수 있듯이 경직성 때문에 노인들은 가끔 젊은 사람들과 갈등을 겪기도 한다. 그렇다면 젊은 세대들과 이런 문제로 부딪치지 않기 위해서는 어떻게 해야 할까? 당연히 노인들 스스로가 경직성, 고집을 버려야 한다고 생각하지만 이것은 쉽지 않다. 우선 마음가짐과 생각을 바꾸어 보자. 자식 세대들, 이른바 젊은 세대들은 이미 성인이므로 아무리 내 자식이라고 하더라도 그들을 인정하고 존중해야 한다. 나와 생각이 다르다고 해서 그것이 틀렸다고 단정해서는 안 된다. 상대의 생각에 대해 존중해 줄 때 내 생각도 존중받을 수 있는 것이다. 그리고 젊은 사람들과 어울리는 시간을 늘리자. 이것 역시 쉬운 일이 아니다. 노인들은 젊은 세대들이 노인들과 어울리기를 싫어한다고 불평하지만 꼭 그렇지만은 않다. 노인들이 젊은이들을 인정하고 권위를 내세우지 않으며 어울리려는 의지를 보여줄 때 젊은이들도 노인들을 친구로 받아들일 수 있는 것이다. 젊은이들이 듣는 음악에도 관심을 가지는 할아버지, 인터넷으로 신문을 보고 손자손녀들과 이메일을 주고 받는 할머니를 젊은이들은 좋아한다.

• **조심성이 증가한다** 나이가 들면 도전적이고 모험적인 일을 하기를 꺼리게 된다. 노인들은 결단을 내리는 데 시간이 많이 걸리고, 행동이 느리며, 매사에 조심하고 신중하다. 젊은 시절에는 주식이나 새로운 사업에 과감하게 돈을 투자하며 재테크를 하던 사람도 나이가 들면 그처럼 위험 부담이 있는 일을 하지 않는다. 안전한 것을 최고로 여기는 노인들을 주위에서 많이 볼 수 있다. 노인들이 조심스럽고 신중하며 모험을 하지 않으려는 것은 앞으로 살날이 얼마 남지 않았다는 생각과도 관련이 있다. '앞으로 살아야 얼마나 살겠어? 얼마 남지 않은 시간에 뭐 대단한 일을 하겠어?', '괜히 사고나 치지 말고 이대로 그냥 저냥 살다가 죽는 게 최고지'라고 생각한다. 즉, 새로운 일을 시작하기에는 이미 너무 늦었고 남은 시간이 얼마 없으니 그 동안 별 탈 없이 안전하게 지내고 싶은 것이다. 또 신체적 기능이 떨어지면서 자신감이 없어지기 때문이기도 하다.

물론 조심성과 신중성이 나쁘기만 한 것은 아니다. 어느 정도의 조심성과 신중함은 매우 좋다. 하지만 지나친 조심성은 삶에서 즐거움과 재미를 빼앗아 버린다. 인간의 평균 수명이 길어진 덕분에 60대, 70대라면 시간은 충분하다. 도전은 10대와 20대만 하는 것이 아니다. 인생 후반기의 즐거움과 행복을 위해서는 적당한 도전을 즐길줄 알아야 한다.

• **친근한 사물에 대한 애착심이 강해진다** 흔히 노인들은 새로운 곳으로 이사하기를 꺼려한다. 자신이 평생 사용한 살림살이나 사진, 생활

용품 같은 것에 강한 애착을 보인다. 이것을 앞서 말한 경직성 때문으로 볼 수 있지만 다르게 이해할 수도 있다. 즉, 노인들에게 있어서 자신이 애용하던 물건은 곧 자신의 삶의 발자취이다. 이것은 변해가는 세월 속에서 자신과 함께 한 것으로 자기 정체감의 일부이면서 정서적으로 편안한 마음을 갖게 해주는 것이기도 하다. 주변에서 오래된 물건을 버리려고 하지 않는 부모들과 자꾸만 그것을 버리려고 하는 자식들의 모습을 볼 수 있다. 부모는 자식에게 이것이 자신에게는 낡은 옛날 물건 이상의 의미를 갖는다는 점을 말해 주어야 하고 자식들은 이런 부모를 이해하려고 노력해야 한다.

• **유산을 남기려는 마음이 커진다** 여기서의 유산legacy은 경제적인 것을 말하는 것이 아니다. 나이가 들면 노인들은 앞으로의 여생을 헤아리면서 이제 자신에게 남은 시간이 얼마 없다고 생각하게 된다. 또한 신체적으로 노화하여 이런저런 질병을 겪게 되고 가까운 사람들의 죽음을 바라보면서, 이제 젊음이 사라지고 자신은 늙어가고 있으며, 언젠가는 죽을 것이라는 죽음의 필연성을 인식하게 된다. 즉 영원히 사는 것은 불가능하며 누구나 태어나면 반드시 죽어야 하고 이제 자신에게도 그것이 곧 닥칠 것이라는 것을 깨닫게 된다. 따라서 노인이 되면 유산을 남기려는 소망이 커지게 되는데 이것은 자신이 이 세상에 살다 갔다는 흔적을 남기고, 자신의 삶이 가치 있었음을 후손에게 알리기 위한 마지막 노력이다. 노인이 되면 자식들에게 족보를 꺼내 놓고 가문의 역사를 설명하거나 자신이 평생 동안 일궈온 사업을 자식에

게 물려주려고 하고 자신이 가진 기술이 있다면 그것을 전수하고 싶어 한다. 대부분의 사람들은 자녀를 잘 키워 자신의 가문을 유지시키는 것을 가장 가치 있는 유산으로 생각한다. 즉, 자녀들의 성공은 자신이 노력한 것의 중요한 결실이며 세상에 태어나서 자신이 한 가장 큰 공헌인 것이다. 또 가끔 어떤 노인이 학교나 병원 등에 거액의 기부금을 헌납했다는 뉴스를 듣기도 하는데, 이처럼 사회단체에 기부금을 내거나 사회복리를 위한 자원봉사 활동을 하는 등의 업적을 남김으로써 후손들이 자신을 좋은 사람으로 기억해 주기를 바라기도 한다. 유산을 남기려는 소망은 노후의 삶을 건강하고 풍요롭게 해줄 뿐만 아니라 사회적으로는 다음 세대에게 실질적인 도움이 된다.

• 의존성이 증가한다 신체적 능력과 정신적 능력이 감퇴하면서 다른 사람에게 기대는 경향이 커진다. 눈이 잘 보이지 않고 잘 들리지 않고 기운이 없어지고 셈을 빨리 할 수 없게 되면 당연히 젊은 사람들에게 많은 것을 의지하게 된다. 혹은 최첨단 의료기구들에 의존해야 하기도 한다. 어떤 노인들은 이러한 의존성이 지나쳐서 매사에 심지어 자기가 잘 할 수 있는 일조차도 다른 사람에게 의지하려고 하는데 이렇게 되면 신체적 기능이나 정신적 기능은 점점 약해지게 된다. 따라서 자신의 힘으로 할 수 있는 일은 가능한 한 스스로 해결하고, 도움을 받을 때도 전적으로 의지하기보다는 최소한의 도움만을 받으려고 노력하는 것이 신체적, 정신적 건강을 오래 유지시킬 수 있는 방법이다. 반대로 어떤 노인들은 자신이 신체적 능력의 한계로 다른 사람에게 의

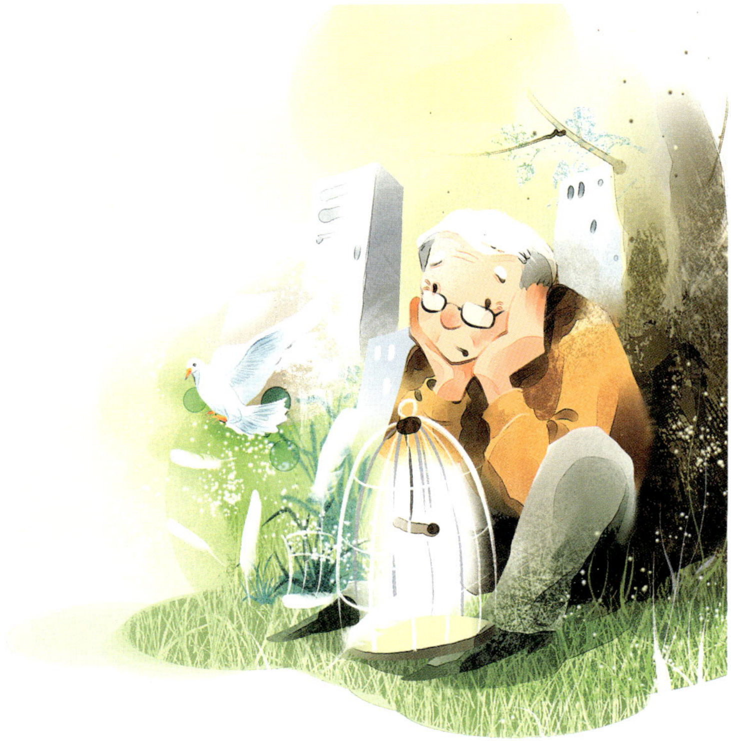

지해야 하는 부분이 생겼다는 것을 받아들이지 못하는데, 다른 사람의 힘을 빌린다는 것이 자존심에 상처를 주기 때문이다. 이런 노인들은 아예 활동을 줄이려고 하기도 한다. 하지만 다른 사람의 도움을 받는 것을 불편해하여 활동을 아예 하지 않게 된다면 건강은 급격히 나빠진다. 다른 사람에게 도움을 청하고 도움을 받는 것을 자연스럽게 받아들일 수 있어야 한다.

3. 성공적 노후란 어떤 것일까?

우리는 모두 인생을 성공적으로 살고 싶어한다. 젊은 시절을 잘 살아왔다 하더라도 길고 긴 노년기를 불행하게 보낸다면 이것을 성공적 인생이라 보긴 어렵다. 인간 수명이 연장되고 따라서 한 사람의 인생에서 차지하는 노년기도 점점 길어지고 있다. 앞으로는 노인으로 20년, 30년 혹은 그 이상을 살아가야 한다. 이제는 어떻게 하면 성공적인 노후를 보낼 수 있는지에 대해서 관심을 가져야만 한다.

시골의 한적한 전원주택 마루 끝에 앉아 따뜻한 햇볕을 쬐며 마당에서 뛰어노는 강아지를 바라보고, 저녁이 되면 혼자서 산책하거나 책을 읽으며 조용한 시간을 보내는 노인이 있다. 반면에 도시에 살면서 매일 북적대는 백화점이나 시장에 나가 시간을 보내고, 노인대학에 나가 새로 사귄 친구들과 춤을 즐기고, 컴퓨터를 배워 멀리 있는 손자와 컴퓨터로 대화하고, 한 주에 두 번씩 자원봉사 단체에서 봉사하는 노인도 있다. 이 두 노인 중 어떤 사람이 노화에 잘 적응하고 있는 것일까? 어떤 노인의 노년기가 더 성공적인 것일까? 우리는 이 질문에 쉽게 답할 수 없을 것이다. 왜냐하면 성공적인 적응이란 각자의 성격이나 생활환경 등 여러 가지 요인들과 밀접한 관계가 있기 때문이다. 두 사람이 현재의 삶에 만족하고 있다면 두 사람 모두 성공적인 노년을 보내고 있는 것이라고 할 수 있다.

쿠밍과 헨리Cumming & Henry는 위의 첫 번째 예와 같이 노년이 되면 은퇴하여 사회로부터 물러나 점차 자기 자신에게 몰두하고 다른 사람들과의 관계를 줄이는 것이 정상적이며 성공적이라고 보았는데 이것을 '유리 이론disengagement theory' 이라고 한다. 여기서 '유리' 라는 말은 사회나 다른 사람들로부터의 유리, 즉 떨어져 나옴을 의미한다. 대부분 사회나 다른 사람들로부터 유리되는 것은 노인 스스로의 선택이기도 하지만 사회적 압력에 의해 일어나는 것이기도 하다. 즉, 은퇴나 배우자와의 사별, 자녀의 출가 등으로 노인들은 어쩔 수 없는 유리를 경험하게 되는 것이다.

반대로, 위의 두 번째 노인처럼 노인이 되어도 계속해서 적극적인 활동을 유지할수록 더 성공적으로 늙는 것이라고 말하는 사람들도 있다. 이것이 매독스Maddox의 '활동이론activity theory' 이다. 노인들은 가능한 한 계속해서 많은 활동을 유지하여, 은퇴나 친구나 배우자의 죽음을 통해 잃어버렸던 것을 대신할 무엇인가를 찾음으로써 보다 젊게 살 수 있다. 즉, 평생 일해 온 직장에서 은퇴하고 배우자와 사별한 노인도 자신에게 맞는 새로운 직업이나 봉사활동을 하고 배우자 대신 새로운 친구들을 사귐으로써 잃어버린 것들을 보상할 수 있고 그렇게 하는 것이 더 바람직하다는 것이다.

하지만 이 두 가지 성공적 노화이론이 모든 노인에게 다 들어맞는 것은 아니며 유리이론과 활동이론 둘 다 성공적인 노화의 한 유형일 뿐이다.

이처럼 노인들이 모두 같은 것을 원하는 것이 아니고, 같은 목표를 가지고 있지 않으며, 똑같은 것에 가치를 두고 있지 않으며, 노인들의 성격도 모두 다르다는 것에 착안하여 라이카드 등Reichard, Livinson, Peterson은 노인들의 특징과 활동 유형에 따라 노인들을 몇 가지 유형으로 구분하였다.

• **성숙형** 가장 바람직한 유형이다. 자신의 강점뿐 아니라 자신의 약점도 인정하고, 자신이 살아온 삶을 긍정적으로 받아들인다. 자신의 현재 모습을 객관적으로 파악하고 있으며 노화를 받아들이고, 대인관계가 만족스럽고 신경증적인 증상도 없다. 이 유형의 노인은 자신의 일생이 값진 것이었다고 느끼며, 과거에 대해 후회하지도 미래에 대해 두려워하지도 않는다.

• **은둔형(흔들의자형)** 일생 동안 짊어지고 있었던 무거운 짐을 벗어던지고, 복잡한 대인관계와 사회생활에서 해방되어 조용하게 지내는 노인들이다. 이 사람들은 이렇게 지내는 것을 다행으로 여기며 좋아한다. 보통 이런 노인들은 내향적이고 수동적인 편으로 젊은 시절 갖지 못했던 한가하고 조용한 시간을 즐긴다.

• **무장 방어형** 이들은 늙어가는 것에 대해 불안해하며 가능하면 그것을 늦추고 싶어한다. 따라서 이런 노인들은 노년기의 무기력함이나 수동성을 인정하지 못하고, 계속해서 활발한 활동을 함으로써 신체적 능력의 감퇴를 막으려고 애쓴다. 이들은 젊음을 부러워하고 죽음에 대해 생각하기를 두려워한다. 이런 유형의 노인들 중에는 젊어지기 위

해서 끊임없이 성형수술을 하고 각종 약을 먹어서 젊은이와 같은 정력을 유지하려고 노력하거나 늙은 사람보다는 젊은 사람과 친하게 지냄으로써 자신이 여전히 젊다는 것을 확인하고 싶어하는 사람들도 있다.

• **분노형** 젊은 시절, 자신이 계획했던 인생 목표를 이루지 못한 채 덧없이 늙어버린 것에 대해 비통해하고 화를 내는 노인들이다. 이 노인들은 자신이 실패한 이유를 시대를 잘못 만나서, 부모형제가 도움을 주지 않아서, 자녀들 때문에 포기해서 등등이라고 말한다. 이처럼 다른 사람을 탓할 뿐만 아니라 자신이 늙어가는 것을 인정하지 않으려고 안간힘을 쓴다. 이들은 젊은 세대를 부러워하지만 동시에 분노로 가득 차 있어 젊은 세대를 비판하는 일이 많아 그들과 자주 갈등을 겪기도 한다.

• **자학형** 대체로 열등감이 많고, 인생에서 실패한 원인이 자기 자신 때문이라고 생각하는 사람들이다. 자학형의 사람들은 나이가 들수록 우울증에 빠지기 쉽고, 자존감이 낮으며 비관적이 되어 심한 경우에는 자살을 시도하기도 한다. 이런 노인들은 젊은 사람을 부러워하지 않으며, 죽음에 대해 자주 이야기하고 어떤 경우에는 빨리 죽기를 진심으로 바라는 경우도 있다.

위의 5가지 유형 중에서 성숙형, 은둔형, 무장 방어형은 비교적 적응을 잘 하는 사람들이고, 분노형과 자학형은 적응에 문제를 겪고 있

적응유형	특 징
성숙형	• 성공과 실패, 노화를 담담하게 받아들인다. 실패와 불운보다 성공과 행운에 더 비중을 두고 감사한다. • 과거에 대한 후회나 미래에 대한 두려움 없이 현실에 만족한다. 사회적으로 활동적이다.
은둔형	• 자신의 삶을 긍정적으로 통합하지만 사회적 책임과 역할에서 벗어난 것을 즐기는 편이다. • 보통 대인관계를 싫어하는 수동적 사람들로 조용하게 지낸다.
무장 방어형	• 노화로 인한 변화를 최소화하기 위해 적극적으로 노력한다. • 활동수준이 높고 계속 바쁘게 살며, 사기가 높고 즐거워한다.
분노형	• 자기 인생이 꿈대로 이뤄지지 않은 것을 비통해하여 절망과 회한에 사로잡힌다. • 실패의 원인을 시대, 경제사정, 가족 때문이라고 생각한다.
자학형	• 자기 인생을 실패로 보고 애통해하지만, 원인을 자기에게로 돌리고 자신을 혐오하는 유형이다. • 늙음을 수용하지 못하고 우울해하며 자신이 무가치하며 불행하다고 느낀다.

는 사람들이다. 위의 표를 보고 자신이 5가지 적응유형 중 어디에 해당하는지 살펴보며 노년기에 잘 적응하고 있는지 생각해보자.

자신의 적응유형이 위에서 어디에 해당하는지 생각해 보는 것은 앞으로 건강한 노년 생활을 유지하는 데 도움을 줄 것이다. 또한 노인의 적응유형을 구분하는 것은 노인 복지 정책을 세우는 일이나 노인을 돌보는 가족이나 주변 사람들이 노인을 이해하는 데도 도움을 준다. 예를 들어 성숙형이나 무장 방어형에 해당하는 사람들은 계속 활동을 하고, 주변에서도 활동하도록 이들을 도와줌으로써 생활만족도와 사기를 높일 수 있다. 이 유형의 노인들은 종교단체, 친목단체, 자원봉사, 관리자 역할 등으로 새로운 역할을 찾는 것이 바람직하다. 반면에 은둔형에 해당하는 사람은 주변에서 조용히 쉴 수 있도록 해주고 여러 가지 심리적 도움을 제공하여 여생을 행복하게 보낼 수 있도록 해주어야 한다. 이들에게는 혼자 하는 취미 활동이 필요한데 운동, 그림, 글씨, 정원관리, 목공예, 음악 감상 등을 하는 것이 좋다. 마지막으로 분노형이나 자학형은 가족이나 주변 사람들의 특별보호가 필요하다. 이들은 심리치료를 받게 하거나 상담가와 만나게 함으로써 부적응 상태에서 벗어나도록 해주어야 한다.

라부비 비프Labouvie-Vief는 "인생 후반은 성장과 발달이 끝나는 것이 아니라 그 이상의 성장과 유연성이 가능한 인생의 단계"라고 말한다. 이 말처럼 인생의 후반은 어떻게 자신이 지나온 인생과 노화를 수용하고 대처하느냐에 따라서 단지 버텨내야 하는 삭막하고 추운 겨울이 될 수도 있지만, 봄여름보다 품위 있는 겨울이 될 수도 있다. 그렇다면 우리가 성공적 노후를 보내기 위해서는 어떤 노력들을 해야 할까?

① 일생을 회고해 보고 자신의 인생을 정리해 보자.

② 노화로 인한 능력 감퇴를 인정하고 이를 극복하기 위한 노력을 하자. 나이가 들면서 힘도 약해지고 건강에도 여러 가지 문제가 생긴다. 뿐만 아니라 은퇴로 인해 경제적으로는 수입도 줄어들게 된다. 이에 적응하는 것이 중요하다.

③ 친구와 잘 어울리자. 여기서는 또래의 친구들뿐만 아니라 젊은 세대들 즉, 자식 세대나 손자 세대와 좋은 관계를 맺는 것도 포함된다. 연장자로서 요구할 것은 요구하고 베풀 것은 베풀어 분명하게 관계를 확립해야 한다. 나이가 들었다고 해서 또래의 할머니, 할아버지들하고만 관계를 맺는다면 변화하는 사회에 적응하기가 힘들어지며 다양한 세대와 사귐으로써 경험할 수 있는 즐거움을 잃게 된다.

④ 건강수준이나 성격에 맞는 적합한 사회활동을 찾자. 융통성 있는 방식으로 사회적 역할을 받아들여야 한다.

⑤ 배우자나 가까운 사람의 죽음에 너무 압도당하지 말아야 한다.

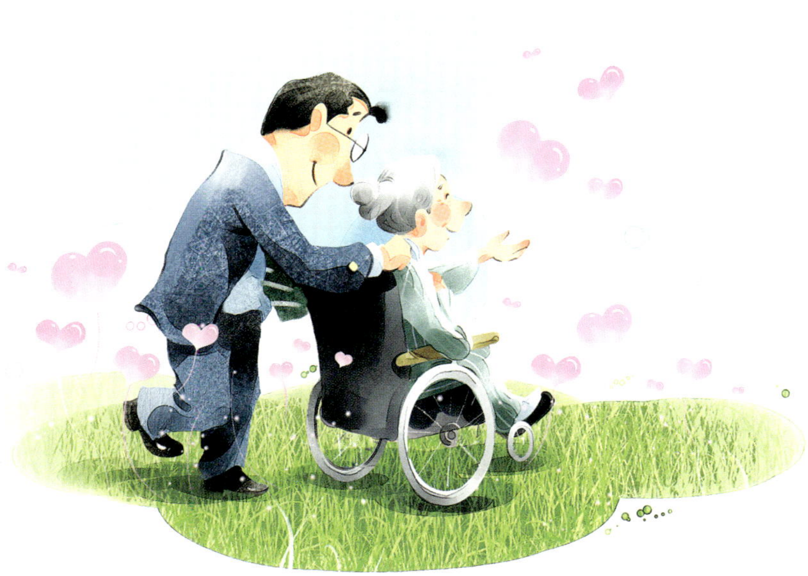

4. 노년기 인간관계를 위한 성격 궁합

이 절에서는 MBTI[Myers-Briggs Type Indicator]라는 성격유형 검사로 자신과 다른 사람의 성격을 알아보고자 한다. 앞 장에서도 이야기했듯이 심리학에는 성격을 알아보는 여러 가지 검사방법이 있다. 그 중에서도 MBTI는 일반인들이 이해하기 쉬우며 일상생활에서 자신과 다른 사람의 성격 차이를 이해하는 데 유용하게 활용될 수 있는 검사로 학교나 기업체 등 많은 곳에서 널리 사용되고 있다. MBTI는 융의 심리유형론을 바탕으로 마이어스[I.B. Myers]와 그의 어머니 브릭스[K.C. Briggs]가 개발한 것이다.

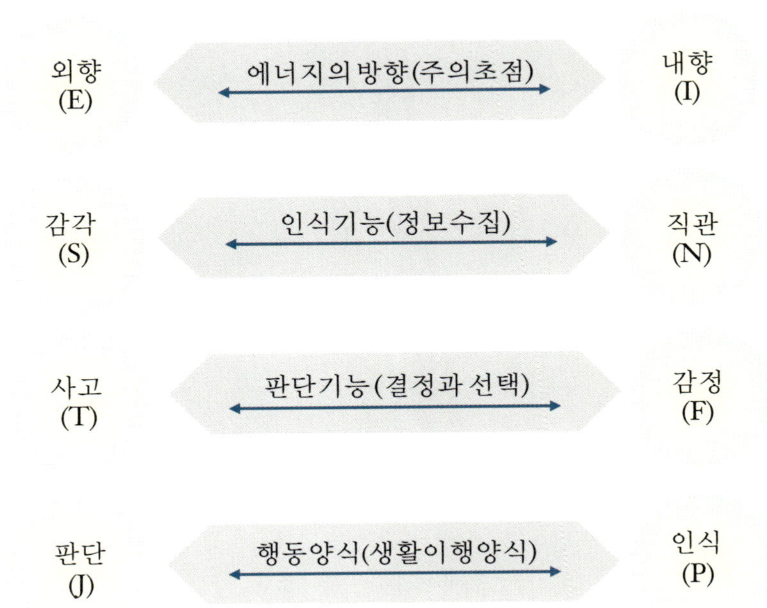

이 검사에서는 사람들의 성격 차이는 서로 반대되는 쌍으로 이루어진 네 가지 성격지표의 조합이 사람마다 다르기 때문이라고 본다. 사람들은 네 가지 지표에서 어느 한 쪽으로 더 기울어져 있는데 어느 방향으로 기울어져 있는가는 선천적으로 가지고 태어나는 것이다. 따라서 이 검사는 사람들이 원래부터 가지고 있는 성격의 경향성을 찾아주는 검사이다. MBTI의 네 가지 선호 지표는 다음과 같다.

4가지 선호경향의 지표가 의미하는 것이 무엇인지 간략하게 알아보자.

① E–I(외향성–내향성)

E 외향성	I 내향성
주의집중이 바깥으로 향해 있다.	주의집중이 자기 내부세계로 향해 있다.
외부활동에 적극적이다. (활동을 해야 신이 난다)	내부활동에 집중한다. (곰곰히 되새기는 편이고 생각이 많다)
인간관계가 활발하고 폭넓다.	몇 사람하고만 깊은 인간관계를 맺는다.
말로 하는 것을 즐긴다.	글로 쓰는 것이 더 편안하다.
활동을 해야 활력을 얻는다. (가만히 있으면 좀이 쑤신다)	혼자 있어야 힘이 난다. (쉬지 않고 활동하는 것을 싫어한다)
사교성이 많다.	혼자 있을 공간을 찾는 편이다.
아무에게나 인사를 쉽게 나눈다.	사람을 만나도 얼굴이나 이름을 기억하기 힘들다.
여러 사람과 한꺼번에 대화하는 것이 어렵지 않다.	1대 1로 대화한다. 전화할 때 옆에서 누가 떠들면 정신이 없어진다.
사람을 쉽게 잘 사귀고 만나는 것을 즐긴다.	낯을 가린다.
정력적이고 활동적이다.	조용하고 신중하다.
행동부터 해놓고 생각한다.	생각한 다음에 행동으로 옮긴다.
자신을 잘 드러내는 편이다.	자신을 서서히 드러낸다.

② S–N(감각– 직관)

S 감각	N 직관
실태 파악에 능하며, 오감에 의존한다.	통찰 즉 육감에 의존한다.
'지금, 여기' 에 주목한다.	눈에 보이는 것보다 이면의 세계와 미래 가능성과 비전을 본다.
실제 경험을 중시한다.	풍부한 아이디어가 많다.
사실적이고 구체적이다.	상상력이 풍부하고 영감적이다.
일관성과 일상성을 중시한다. (반복적인 일을 선호한다)	변화와 다양성을 좋아한다. (같은 일을 반복하는 것은 질색이다)
사건을 사실적으로 묘사한다.	사실을 비유적, 상징적으로 묘사한다.
관례를 잘 따른다.(보수적인 경향이다)	새로운 것을 시도한다.
가꾸고 추수하는 사람이다.	씨를 뿌리는 사람이다.
나무만 보고 숲은 못 본다.	나무는 안 보고 숲만 보려고 한다.
일처리가 꼼꼼하고 철저하며 성실하고 근면하다.	일처리는 신속하고, 비약적이고 반복을 싫어한다.

③ T–F(사고–감정)

T 사고	F 감정
진실과 사실, 객관적 진실을 중시한다.	사람과의 관계를 중시한다.
원리와 원칙에 입각하여 판단한다.	보편적인 선(善)을 중요하게 생각한다.
논리적이고 분석적이다.	의미와 영향을 우선시하여 판단한다.
설명할 때 간단명료하게 핵심을 짚어 나간다.(칼로 두부를 자르듯이)	상황에 따라 판단하고 포용력이 있다.
지적인 논평을 즐긴다.	정상을 참작해가며 설명한다.
옳다 아니면 그르다로 판단한다.	우호적인 협조를 중시한다.
논리적이고 합당한 이유를 댄다.	상황에 따라 유동적이고 주관적 판단을 내린다.
법칙, 원리원칙을 중시한다.	좋다 아니면 나쁘다로 판단한다.
인간관계도 한 발 물러서서 생각한다.	원칙이나 논리에 약하다.
감정도 사고로 정리한다. (감정이 얼굴에 잘 안 나타난다)	감정을 숨기지 못한다.
규범과 기준을 중시한다.	나에게 주는 의미를 중시한다.

④ J–P(판단–인식)

J 판단	P 인식
체계적이고 논리적이다.	자율적이고 자발적이다.
정리정돈과 치밀한 계획을 선호한다.	상황에 따라 융통성이 있다.
의지를 가지고 추진한다.	변화에 대해 이해로 수용한다.
신속한 결론을 낸다.	유유자적한다.
목표의식이 분명하다.	목표와 방향은 상황에 따라 유동적이고 개방적이다.
기한을 철저히 지킨다. 달력에 표시하는 편이다.	기한이나 약속에 대해 느긋하다.
규정이나 틀을 중시한다.	규정이나 틀을 싫어한다.
계획을 짜는데 너무 많은 시간을 보낸다. 뚜렷한 기준이 있고 자기의사가 분명하다.	그때그때 상황에 따라 처신한다.
미리 계획해 놓고 일을 추진한다. 일은 치밀하게 한다.	일하는 과정을 즐긴다.
어딘가에 소속되어 일하는 게 편하다.	틀에 박힌 직장을 혐오한다. 소속되어 묶이는 것을 싫어한다.
경계선이 분명하다.	경계선이 분명하면 답답해한다.

부록 I에 있는 MBTI검사를 실시해 보고 채점 방법에 따라 채점해 보자. 그 결과, 네 개의 영문자의 조합으로 표시되는 하나의 성격유형이 나올 것이다. 예를 들어, 어떤 사람은 ISFJ이고 어떤 사람은 ENFP이고 어떤 사람은 INTJ일 것이다. 모두 16개의 성격유형이 가능한데 이 모든 성격유형은 어떤 것이 좋고 어떤 것이 나쁜 것이 아니라 각각의 유형은 나름대로의 장단점을 가지고 있다. 다음은 16가지 성격유형을 별칭으로 나타낸 것이다.

ISTJ 세상의 소금형	ISFJ 임금 뒤편의 권력형	INFJ 예언자형	INTJ 과학자형
ISTP 백과사전형	ISFP 성인군자형	INFP 잔다르크형	INTP 아이디어 뱅크형
ESTP 수완좋은 활동가형	ESFP 사교적인 유형	ENFP 스파크형	ENTP 발명가형
ESTJ 사업가형	ESFJ 친선도모형	ENFJ 언변능숙형	ENTJ 지도자형

16가지의 성격유형의 특징을 간단하게 설명하면 다음과 같다.

유형	특 징
ISTJ 세상의 소금형	• 책임감이 강하며 신중하고 법을 잘 지킨다. • '걸어다니는 육법전서' 다. • 실수를 잘 하지 않는다. '돌다리도 두드려 보는 형' 이다. • 고지식하고 융통성이 별로 없다. '깐깐하다' . • 일을 철두철미하게 하고, 놀고 스트레스를 푸는 데는 인색하다. • 다른 사람에게 일을 잘 못 맡기고 '내가 해야 속이 편하다' . • 변화나 개혁을 싫어하고 안정적이다. • 마음은 따뜻하지만 표현이 별로 없다. • 예의를 중시하고 어릴 때부터 조숙하다는 소리를 많이 듣는다. • 자기 신념이 강하고 주관이 뚜렷한 외곬수다.
ISTP 백과사전형	• 무관심한 듯하나 상황파악을 하고 있다. • 손재주가 많고 조용하지만 모험이나 운동을 즐기고 자기 주관과 일치할 때 적극적으로 나선다. • 순발력이 뛰어나고 상황판단이 빨라 위기상황에 잘 대처한다. • 언어표현이 뛰어나고 특정 분야에 일가견이 있다. • 논리적인 것을 좋아하고 추상적인 개념을 싫어한다. • 마음에 없는 말은 잘 하지 못하고 자기 표현이 없는 편이다. • 약속이나 책임에 매이는 것을 싫어한다.

계 속

유형	특 징
ESTP 수완좋은 활동가형	• 호인 호걸형이다. 관대하고 느긋하며 수용적이다. • 사람이나 일을 좋아하고 사람에 대한 선입견이 별로 없다. • 멋과 풍류를 즐기며 친구, 운동, 먹는 것을 좋아한다. • '한량, 플레이보이 기질'이 있다. 상식이 풍부하고 정보통이다. • 장애를 발전의 디딤돌로 생각한다. 쉽게 잊고 쉽게 용서한다. • 활동을 많이 한다. 모임을 주도하고 타고난 중재자다. • 마무리를 잘 못하고 천방지축일 가능성이 있다.
ESTJ 사업가형	• 확실하고 명료한 것을 선호하며 뒤끝 없이 깨끗하다. • 솔선수범하고 적극적이고 항상 주연의 역할을 한다. • 행정능력이 뛰어나며 과업 지향적이다. '일의 불도저' 형이다. • 정서 표현이 서투르며 감정이 폭발적이어서 화끈하며 솔직하다. • 다른 사람의 감정에 민감하지 못하여 가끔 욕을 먹는다. • 완벽주의 성향이 있으며 영웅 콤플렉스가 있다. • 일을 시작하면 싫증이 나도 마무리를 짓는다. • 강자에 강하고 약자에 약한 편이다. • 구멍가게라도 자기 사업을 해야 속이 편하다. • 분위기 파악 능력이 부족한 편이다.

계 속

유형	특 징
ISFJ 임금 뒤편의 권력형	• 다른 사람의 감정을 배려한다. 상처를 주거나 받는 것을 싫어한다. • 감정이 상하면 오래가고 속병이 될 수도 있다. • 꼼꼼하며 계획적으로 일을 차근차근 진행한다. • 대범하지 못하고 남 앞에 나서는 것을 싫어하지만 나서면 잘하는 무대체질이다. • 보수적이고 안정을 추구한다. • 인내심이 강하고 따뜻하고 섬세하다. • 생각이 복잡하고 우유부단하다. • 귀가 얇은 편이다. • 표현을 억제하고 화를 잘 못 내고 명령도 부탁도 잘 하지 못한다. 비서나 참모의 역할을 잘한다.
ISFP 성인군자형	• 여유롭고 낙천적이다. 내일을 위해 오늘을 희생하지 않는다. • 조용하고 수용적이고 마음이 여리다. • 지시나 명령을 잘 못한다. 선천적 성인군자형이다. • 욕심이 없고 다른 사람에게 친절하다. • 순하며 우직하나 결정적일 때는 단호하다. • 말없이 겸손하고 나서기를 꺼려하나 나서면 능력을 발휘한다. • 자기 능력을 불신하는 경향이 있다.
ESFP 사교적인 유형	• 작은 일에도 감동을 잘하며 행복을 느낀다. • 낙천적, 긍정적 사고를 하며 명랑쾌활하다. • 삶 자체가 재미있고 풍요롭다. • 사람을 좋아하고 이야기하는 것을 즐기며 춤과 노래에 뛰어나다. • 남의 일에 관심이 많으며 잘 도와준다. • 앞뒤 재는 것 없이 순수하다. • 복잡한 것을 싫어한다. • 분위기에 약해 충동 구매할 가능성이 높다.

계 속

유형	특 징
ESFJ 친선도모형	• 타인에 대한 배려 및 동정심, 동료애가 강하다. • 칭찬 받으면 자신의 능력을 더욱 더 발휘하나 비판을 감당하지 못한다. • 자기 틀이 강해서 자기 식대로 다른 사람을 도와준다. • 자기 틀에 맞지 않으면 흥분을 잘한다. • 헌신, 봉사정신을 타고나서 남을 도와주지 않고는 못 사는 사람이다. • 언어표현이 뛰어나며 외모에 신경을 많이 쓴다. • 일과 사람관계가 불명확하다.
INFJ 예언자형	• 내적인 의미와 진실을 추구한다. 실존과 관련된 방황을 한다. • 강한 직관력과 통찰력을 가지고 있다. • 정신적 고고함을 추구하고 신 안에서 인간을 찾고 인간 안에서 신을 찾고자 한다. • 내면구조가 복잡하여 알기가 힘든 사람 혹은 신비한 사람으로 보이기 쉽다. • 정신적 지도자가 많으며 조용하면서 대담하다. • 재치가 기발하지만 현실에 동화를 잘 못하여 푼수 소리를 듣는다. • 연애를 잘 못한다.
INFP 잔다르크형	• 목가적이며, 몽상가적 기질이 있다. 말없이 봉사하고 헌신적이다. • 신념과 일치하면 정열적이고 명분과 의미를 추구한다. • 조용하면서도 고집불통이다. • 원리원칙, 약속, 시간에 얽매이는 것을 싫어하고 자유롭고자 한다. • 시작도 끝도 없다. • 여러 가지 일을 동시에 시작하며 마무리 짓기를 어려워한다. • 현실감이 떨어지고 관심분야가 많다. 인간애가 깊다.

계 속

유형	특 징
ENFP 스파크형	• 반복을 싫어하고 변화를 중요하게 여기며 창조적이다. • 결과보다는 과정을 중요시하고 이탈을 즐긴다. • 주위에 사람이 많으며 다른 사람의 장점을 잘 개발한다. • 씀씀이가 크며 돈버는 일에 약하다. • 감정기복이 심하며 흥분을 잘한다. • 열정적이며 겁없이 일을 저지른다. • 관심분야가 많아 많은 일을 벌여 놓고 마무리를 잘 못한다. • 개성이 강하고 자유분방하여 공동체에서 문제시되기 쉽다. • 언어표현이 뛰어나고 유머감각이 발달되어 있다.
ENFJ 언변능숙형	• 타고난 교사형으로 인간 교육프로그램에 적극 참여한다. • 미래 성장지향적이고 자아성장에 관심이 많고 정서가 풍부하다. • 아이디어는 많으나 실천은 적다. • 자기가 좋아하는 사람을 맹목적으로 이상화하는 경향이 있다. • 형용사적인 언어표현을 많이 하며 분위기를 좋아한다. • 부족한 상대방을 잘 돕는다. 가치기준을 중요시한다.
INTJ 과학자형	• 고집, 신념이 강하며 자기 주관이 뚜렷하다. • 이론을 좋아하고 토론하기를 좋아한다. • 성취욕이 강하며 일을 밀어붙이는 경향이 있다. • 우유부단한 것을 싫어하고 표현이 분명하고 직선적이다. • 이유 없이 특정 대상에 유별난 정을 쏟는다. • 사교성이 없고 파티나 액세서리를 싫어한다. • 기준이 높고 자기 비판이 강하다. 속정이 많으나 덕이 없어 보인다. • 경제관념이 희박하다. • 다른 사람의 말에 별로 영향을 받지 않고 홀로 서기를 잘 한다.

계 속

유형	특 징
INTP 아이디어 뱅크형	• 분석적 · 비판적이며 인간관계도 그러하다. • 지적 욕구가 강하고 아이디어 뱅크형이다. • 책을 사기 전에 차례부터 본다. • 일상에서 파격적이고 충동적인 것을 선호하는 경향이 있다. • 주제가 있는 대화를 즐기며 요점이 없는 대화는 질색이다. • 현실감각이 둔하여 생일, 기념일, 지명 등을 기억하지 못한다. • 황당무계한 공상을 많이 한다. • 단순한 것을 복잡하게 하는 경향이 있다. 정의감이 강하다.
ENTP 발명가형	• 성취지향적이다. 전문가적 기질이 있다. • 관심있는 분야에는 박식하나 관심없는 분야는 잘 모른다. • 논리적 · 분석적이며 불꽃 튀는 논쟁을 좋아한다. • 변화를 좋아하며 도전적이고 열정을 가지고 있다. 권위를 싫어한다. • 기호가 뚜렷하며 자기 주장이 강해서 이를 관철시키기고자 한다. • 감정은 어린아이이고 지적 수준은 성인이다. 아이디어가 풍부하다.
ENTJ 지도자형	• 타고난 지도자형으로 타인에게 지시나 명령을 내리고 가르치는 것을 좋아한다. • 조직적이고 과업지향적이다. • 남을 잘 설득시키지만 자신은 잘 설득당하지 않는다. • 다른 사람을 잘 꿰뚫어본다. • 지적 호기심이 강하며 이것을 통해 자아실현을 하고자 한다. • 일에 있어 철두철미하고 1인 3역의 활동을 한다. • 마음을 먹으면 온정적이나 그렇지 않은 경우는 무서워 보여 다른 사람이 쉽게 접근하기 힘들다. • 여성의 경우에 집안 살림만 하고는 못사는 치마 두른 남자 형이다.

자, 이제 자신의 성격 유형이 어떤 것인지 알았으며 그 유형의 특징이 무엇인지도 보았다. 잘 들어맞지 않는 부분이 있을 수 있겠지만 대부분은 공감하는 내용일 것이다. 그렇다면 자신뿐 아니라 배우자, 자녀, 혹은 친하게 지내는 친구들의 성격 유형은 어디에 속하는지 한번 알아보자. 자신과 비슷한 유형의 사람도 있을 것이고 아니면 정반대의 성격을 가진 사람도 있을 것이다.

사람들은 흔히 이런 말을 한다. "저 사람은 나하고 성격이 안 맞아.", "그와 나는 코드가 안 맞아서 사사건건 부딪쳐.", "저 두 사람은 죽이 너무나 잘 맞아. 뭔가 통하는 게 있나봐." 여기서 말하는 성격이 잘 맞고 코드가 잘 맞고 죽이 잘 맞는다는 것은 무엇일까? 그것은 바로 성격의 궁합이다. 궁합이 잘 맞는 경우, 두 사람의 관계는 원만하고 즐거우며 관계를 통해 서로 발전할 수 있을 것이다. 하지만 두 사람의 성격 궁합이 맞지 않는 경우, 관계는 삐그덕거릴 것이고 두 사람의 관계는 힘들어질 수밖에 없다. 실제로 인간관계 문제로 상담소를 찾아오는 사람들의 성격검사를 해보면 서로 정반대의 성격 때문에 문제가 생기는 경우가 많다. 다른 성격을 가진 사람들이 만나면 어떤 문제가 생길까?

앞에서 MBTI의 네 가지 선호지표를 보았는데 각 지표는 반대되는 두 개의 성향으로 이루어져 있었다. 만약 부부 중 남편은 극단적 내향성이고 부인은 극단적 외향성이라고 생각해 보자. 이런 경우 하루 종일 직장에서 일하고 돌아온 남편은 집에서 편안히 자신만의 시간을 갖고 싶어한다. 하지만 아내는 퇴근해 돌아온 남편을 붙잡고 그날 있었던 일을 미주알고주알 이야기하고 싶어한다. 그럴 경우에 남편은

'마누라 때문에 쉬지도 못하겠네. 정말 나를 너무 귀찮게 해' 라고 생각할 것이고 아내는 '내 말을 들으려고도 하지 않네, 나를 사랑하는 마음이 없는 거야.' 라고 생각할 것이다. 하지만 상대방의 성격을 알고 이해하려고 노력한다면 상대의 행동을 어느 정도는 수용할 수 있고 더 나아가 상대방에게 맞춰 주려는 노력을 할 수 있을 것이다. '내향적인 남편이 직장에서 사람들과 부딪치면서 일하느라 얼마나 힘들었겠어. 집에서라도 혼자 조용히 있게 해줘야지.' 라고 생각할 수 있고, 남편은 '이야기하기 좋아하는 아내가 혼자 집에서 나를 기다리느라 심심했겠지. 내가 피곤하지만 조금만 이야기를 들어주자.' 라고 생각하며 서로 상대방을 배려할 수 있을 것이다.

또 다른 예로 남편은 J(판단형)이고 아내는 P(인식형)인 경우를 보자. 부부가 모처럼 제주도로 여행을 갔는데 남편은 다음날 어디어디를 가볼지, 식사는 어디서 무엇을 먹을지, 선물을 어디서 사야 할지 등을 미리 계획하고, 내일 일찍 일어나기 위해서 일찍 잠자리에 들었다. 하지만 아내는 다르다. 모처럼 여행을 왔으니 밤바다를 산책하고 편안한 마음으로 마음껏 휴식을 취하고 싶은데 남편이 따라주지 않아 혼자서 산책을 하고 늦게 잠들었다. 다음날 아침 남편은 6시부터 일어나 나갈 준비를 하고 서두르지만 아내는 일어나지 못한다. 남편은 빨리 나가야 하니 어서 일어나 준비하라고 재촉하지만 아내는 '여행을 왔으면 느긋하게 즐겨야지. 여행 와서까지 계획대로 하려고 하느냐.' 고 못마땅해 한다. 남편은 '비싼 돈 주고 여행을 왔으니 보고 싶은 것, 하고 싶은 것을 다 해야 한다.' 고 주장하지만 아내는 '부부가 오랜만에 단둘이 여행을 온 것이 중요하지 무엇을 보느냐가 뭐가 중요하냐' 며 '발길 닿는 대로 시간되는 대로 다니자' 고 한다. 이럴 경우 부부는 좋은 마음으로 여행을 갔다가 싸우고 돌아오기 십상이다.

T(사고형)와 F(감정형)가 만난 경우는 어떤가? 사고형인 아내와 감정형인 남편이 만났다. 부부 싸움을 심하게 하고 나서 다음날 아침 아내가 아침상을 차려 놓고 남편에게 밥을 먹으라고 하지만 남편은 한번 흘겨보고 아무 말 없이 나가 버린다. 아내는 '싸움은 싸움이고 아침은 아침이다.' 라고 생각한다. 즉, 부부싸움으로 감정이 상했다고 해서 아내의 의무를 저버릴 수는 없다는 것이다. 하지만 남편은 이런 아내를 이해할 수 없다. 어젯밤 그렇게 싸우고 서로 마음이 상했는데 아내가 해 준 아침밥을 먹을 수는 없다는 것이다.

SJ형의 며느리와 FP형의 시어머니가 있다고 생각해 보자. 시골에 사는 시어머니가 서울에 사는 아들 며느리 집에 왔다. 시어머니가 오시자 며느리는 '어머니 언제 내려가실 거예요?' 라고 물었다. 그 말을 듣자마자 감정-인식형(FP)인 시어머니는 '며느리가 내가 오는 게 얼마나 불편하고 싫었으면 저런 소리를 할까?' 하며 내심 몹시 섭섭해한다. 하지만 감각-판단형(SJ)인 며느리의 의도는 그게 아니었다. 며느리는 시어머니가 언제 가실지, 얼마나 머무르실지 알아야 거기에 맞춰 구경도 시켜 드리고, 맛있는 것도 사드릴 계획을 짤 수 있기 때문이다. 즉, 며느리는 시어머니를 좀 더 알차게 잘 모시기 위해서 그렇게 물어본 것이지만 성격이 다른 시어머니는 그것 때문에 꽁해질 수가 있다. 이런 경우에 서로의 성격을 이해한다면 '아, 내가 이렇게 여쭤보면 어머님이 섭섭해하실 수도 있겠구나' 라고 생각하고, '어머니, 좋은 곳에 모시고 가고 싶은데 그러실 시간 충분하시죠? 금방 가셔야 하는 건 아니시죠?' 라고 간접적으로 물어볼 수 있다. 또한 며느리 때문에 섭섭하더라도 '우리 며느리는 성격이 나랑 달라서 그런 것이니 그런 걸로 속상해하지 말아야지.' 라고 생각할 수 있다.

ISFP인 남편과 INTJ인 아내가 있다. 가장 부드러운 유형인 ISFP인 남편은 항상 낙천적이고 상대방을 배려한다. 하지만 쇼핑을 가면 문제가 생긴다. 남편은 가게에 들러 몇 벌의 옷을 입어 본 다음에는 미안해 어쩔 줄 몰라하며 마음에 들지 않는데도 아무 옷이나 사버린다. 그래서 집에는 쓸모없는 물건들이 넘쳐난다. INTJ인 아내는 남편의 이런 행동을 도저히 이해할 수 없다. 아내는 쇼핑할 때 항상 꼼꼼하게 계획을 세우고 계획에 없는 물건은 보지도 않고, 아무리 싸다고 하더라도 필요한 물건인지 여러 번 따져보고 사기 때문이다. 이런 부부의 경우 남편이 쇼핑을 갈 때마다 아내가 동행하여 도움을 준다면 남편의 잘못된 소비를 줄일 수 있을 것이다.

앞 장에서도 말했듯이, 성격은 쉽게 변하지 않는 그 사람의 고유한 특징이다. 따라서 여기서 이야기하고자 하는 것은 상대방의 성격을 자신에 맞게 바꾸라거나 상대방에 맞추어 자신을 변화시키라는 것이 아니다. 자신의 성격을 쉽게 바꿀 수 없지 않는가? 상대방도 마찬가지다. 중요한 것은 상대방의 성격이 나와 다를 수 있다는 것을 알고, 그 사람의 성격이 어떠한지 이해하여 그 사람을 있는 그대로 받아주고 서로 조금씩 상대방에게 맞춰 주려는 노력이 필요하다는 것이다. 이렇게 할 때 두 사람의 관계는 한층 부드러워지고 만족스러울 것이다.

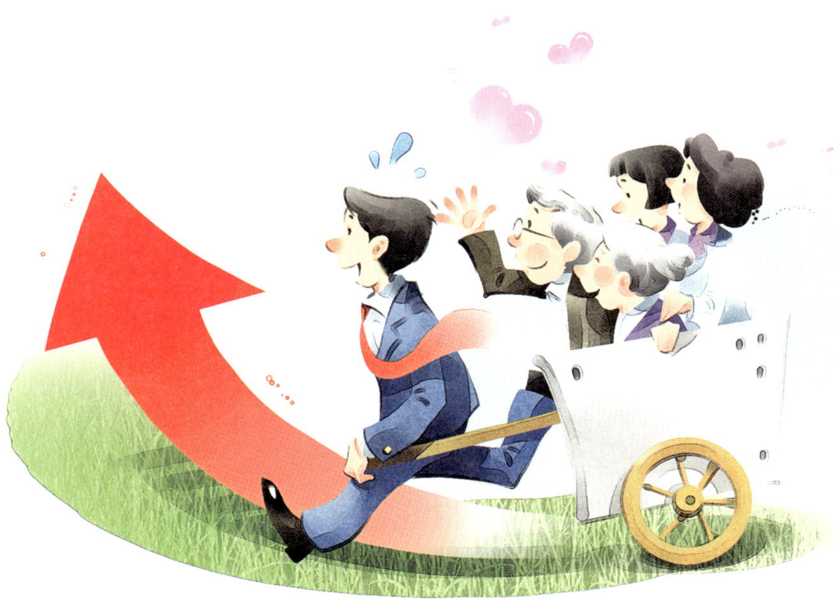

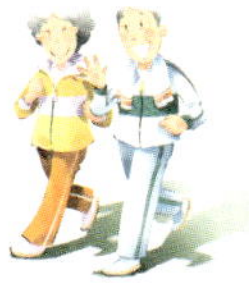

실천해야 할 일

1. 부록 I에 있는 MBTI 검사를 해 보고 채점 방법에 따라 채점해 보자. 자신의 성격뿐 아니라, 배우자, 자녀, 친한 친구의 성격도 검사해 보자.

2. 자신, 배우자, 자녀 혹은 친구의 성격유형에 대한 설명이 평소의 그 사람과 잘 들어맞는지 확인해 보자.

3. 자신과 배우자, 자녀, 친구의 성격이 어떤 면에서 같고 어떤 면에서 다른지 비교해 보자.

4. 배우자, 자녀, 친구가 평소에 자신과 잘 맞지 않아 부딪친다고 생각했던 부분이 무엇인지 떠올려 보고 왜 그러한지 MBTI 성격검사로 설명해 보자.

5. 배우자, 자녀, 친구의 성격을 이해하게 되었다면, 앞으로 그 사람들과의 관계에서 어떤 노력을 해야 할 것인지 생각해 보자.

6. 배우자, 자녀, 친구와 각자 자신의 성격의 장단점과 상대방 성격의 장단점에 대해 허심탄회하게 털어놓는 기회를 갖고 상대방에게 기대하는 바를 이야기하자.

7. 가까운 사람으로부터 자신의 성격이 변한 것 같다는 얘기를 들은 적이

있는가? 젊은 시절과 비교하여 지금 자신의 성격이 어떻게 변했는지, 변한 점이 있다면 좋은 방향인지 아니면 바람직하지 않은 방향인지 생각해 보자.

8. 주변에 있는 비슷한 나이의 사람들을 관찰하면서 그들의 성격이 어떤지, 어떤 점이 싫은지, 젊은 사람들은 어떤 점을 싫어하는지 생각해 보자.

9. 앞으로 자신의 성격이 어떤 방향으로 바뀌면 좋겠는지, 그렇게 되기 위해 어떤 노력을 해야 하는지 글로 써서 정리해 보자.

3 정서 알아보기

1. 정서란 무엇이며 어떤 역할을 하는가?

정서emotion란 무엇인가? 정서는 우리가 흔히 감정 혹은 기분이라는 말로 표현하는 것이다. 물론 심리학에서 이 세 용어는 조금씩 다른 의미를 갖지만 동시에 매우 비슷하기도 하다. 정서는 정의하기가 매우 어렵지만 오늘날 사람들은 '인간이나 동물들이 느끼는 요동치는 경험' 으로 정의한다. 따라서 화가 난다, 무섭다, 슬프다, 뛸 듯이 좋다라고 느끼는 것이 정서이다. 더 나아가 깜짝 놀랐다, 사랑한다, 당혹스럽다, 혐오스럽다, 수치스럽다 같은 것도 정서다. 정서는 인지, 경험, 행동의 세 가지 측면을 포함한다. 인지란 상황이나 사건을 해석하는 방식이고, 느낌은 일종의 감각이며, 행동은 특정 방식으로 행동하려는 충동을 의미한다. 즉, 우리가 어떤 사건이나 상황에 처했을 때 그 상황이 도대체 어떤 상황인지, 나에게 어떤 의미를 갖는지 생각하고(인지), 기분이 좋다거나 혹은 화가 난다거나 하는 느낌을 갖게 되고(경험), 그 느낌에 따라 어떻게 행동할지 결정하는 것(행동)이다. 이 모든 과정이 정서에 포함된다.

정서는 왜 중요한가? 왜 우리는 정서에 관심을 갖는가? 우리의 삶은 정서적 삶이라고 말해도 좋을 만큼 정서를 빼고는 말할 수가 없다. "오늘 기분이 어떠세요?"라고 묻거나, "오늘은 정말 기분이 별로야." 라고 말하거나, 기분이 좋아질 수 있는 일을 찾는다.

과거의 많은 철학자들은 정서적 행동은 혼란을 일으키거나 위험하다고 생각했다. 물론 지나친 정서는 혼란을 가져오고 우리를 위험에 빠트릴 수 있다. 우리가 "저 사람은 지나치게 감정적이야.", "일을 감정적으로 처리하면 안 돼."라고 말할 때는 지나치게 감정적인 것이 좋지 않은 결과를 가져올 것이라고 생각하는 것이다. 이것은 사실이기도 하다. 예를 들어, 몹시 화가 나면 우리는 안절부절못하고 어쩔 줄 모르며, 잘못된 행동으로 나쁜 결과를 가져올 수도 있다. 우리는 종종 TV에서 지나친 분노로 사람을 죽인 범죄자에 대한 뉴스를 볼 수 있다. 이것이야말로 지나친 정서가 가져온 비극적인 결과이다. 또한 슬픔이 지나치거나 두려움이 지나친 경우도 마찬가지다. 너무 깊은 슬픔에 오랫동안 빠지게 되면 우울증이 된다. 우울한 사람은 먹지도 일하지도 잠을 자지도 못하며 삶의 의욕을 잃어버린다. 그 결과 건강을 해치고 직장에서는 자신이 할 일을 제대로 해내지 못해 문제를 일으키고 심각하면 자살을 하기도 한다. 그렇다면 나쁜 정서들만 이와 같은 나쁜 결과를 가져오는 것인가? 아니다, 좋은 정서도 그럴 수 있다. 예를 들어, 누군가를 너무나 깊이 사랑하게 된 사람이 그 사람에게 고백을 할 수 없다면 어떻게 될까? 그 사람은 자지도 먹지도 일하지도 못하고 그 사랑 때문에 시름시름 앓을 수 있다. 이것이 바로 '상사병'이라고 부르는 것이고 상사병은 사랑이라는 긍정적 정서가 지나쳐서 생긴 부정적 결과인 것이다.

이처럼 정서가 우리의 일상생활에서 나쁜 결과를 가져오기도 하지만 많은 경우에 정서는 우리가 아주 빠르고 효과적으로 행동하도록 도와준다는 점에서 매우 쓸모 있는 것이다. 예를 들어, 낯선 장소에서 뭔가 이상을 낌새를 느끼고 두려운 생각이 들면 우리는 그 장소를 피한다. 혹은 다른 사람이 나를 화나게 했을 때는 그 사람에게 내가 화났다는 것을 알려서 그 사람의 사과를 받아 내거나 복수를 하기도 한다. 어떤 사람에게 사랑을 느끼게 되면 그 사람과 함께 있으려 한다. 즉, 정서는 우리로 하여금 어떤 행동을 하도록 하는 원인이 된다.

또 정서를 경험하는 것은 사회생활에서도 아주 중요하다. 사람과 사람 사이의 관계는 곧 정서적 관계다. 우리는 항상 자기 자신뿐만 아니라 다른 사람의 정서나 기분에 관심이 있다. '오늘 저 사람 기분이 어떨까?', '오늘 남편의 기분이 안 좋아 보이는데.', '내가 이것을 선물하면 아내가 기뻐할까?' 또 반대로 자신의 정서 상태를 상대방에게 알리고자 한다. 자신의 기분을 상대방이 알 수 있도록 각종 신호를 보낸다. 만약 친구가 내 험담을 하고 다녀서 몹시 화가 났다고 생각해 보

자. 당신은 어떻게 할 것인가? 어떤 사람은 친구에게 곧장 달려가 따질 것이다. 또 어떤 사람은 그 친구를 다시는 보지 않으려 할 것이다. 혹은 직접적으로 화가 났다는 것을 드러내지는 않지만 퉁명스럽게 대하거나 인상을 쓰는 등 그 전과는 다르게 행동함으로써 자신이 화났음을 알리고자 할 수도 있다. 상대방 때문에 기쁠 때는 어떠한가? 이때 우리는 기분 좋게 웃거나 밝은 표정을 지어 보임으로써 상대방에게 자신의 기분이 좋다는 것을 알린다. 그러면 상대방은 자신의 어떤 행동이나 말이 그 사람을 기쁘게 만들었는지 알게 될 것이고 앞으로는 '저 사람을 기쁘게 하는 행동을 더 많이 해야지' 라고 생각하게 될 것이다. 이처럼 방법은 조금씩 다르지만 우리가 정서를 경험할 때 우리가 그것을 숨기려고 하지 않는 한 정서는 표현되기 마련이다. 이처럼 다른 사람들과 관계를 맺으며 살아갈 때 자신의 정서를 알리고 다른 사람의 정서를 이해하는 것은 사람들과 좋은 관계를 유지하는 데 도움이 된다.

뿐만 아니라 정서는 행복과 밀접한 관련이 있다. 정서는 '주관적 안녕감subjective wellbeing' 의 기준이 되는데 주관적 안녕감이란 행복을 뜻하는 심리학적 용어이다. 즉, 어떤 사람이 화내는 일이 거의 없고 별로 슬퍼하지도 않는 반면 즐거워하거나 기뻐하는 일이 많다면 이 사람은 행복한 것이고, 반대로 자주 화가 나고 자주 슬픈 반면 즐거운 일이나 기쁜 일이 거의 없다면 이 사람은 불행한 것이다. 따라서 우리의 정서 경험은 행복의 정도를 알아내는 좋은 방법이 된다.

그렇다면 왜 우리는 정서 경험을 하게 되는 것일까? 앞에서도 말한 것처럼 정서를 경험하는 것이 정서를 경험하지 않는 것보다 아마도 우리에게 유리하기 때문일 것이다. 이와 같은 정서의 유용성은 오랜 역사를 갖고 있다. 아주 오래 전 우리의 조상이었던 인간들 중 정서를 느꼈던 사람들이 정서를 느끼지 않았던 사람들보다 생존하는 데 더 유리하였다. 즉, 무서운 짐승을 무서워했던 사람들은 무서운 동물에게 가까이 다가가지 않았으며, 질병이나 죽음에 대해 두려움을 가졌던 사람들은 질병에 걸리지 않기 위해 조심하고 위험한 장소에 가지 않았을 것이다. 또한 이성에게 사랑의 감정을 느꼈던 사람들만이 짝을 맺고 자손을 낳아 자신의 유전자를 후세대로 전할 수 있었을 것이다. 이처럼 정서를 경험하고 표현하고 정서에 맞는 행동을 한 조상들은 살아남을

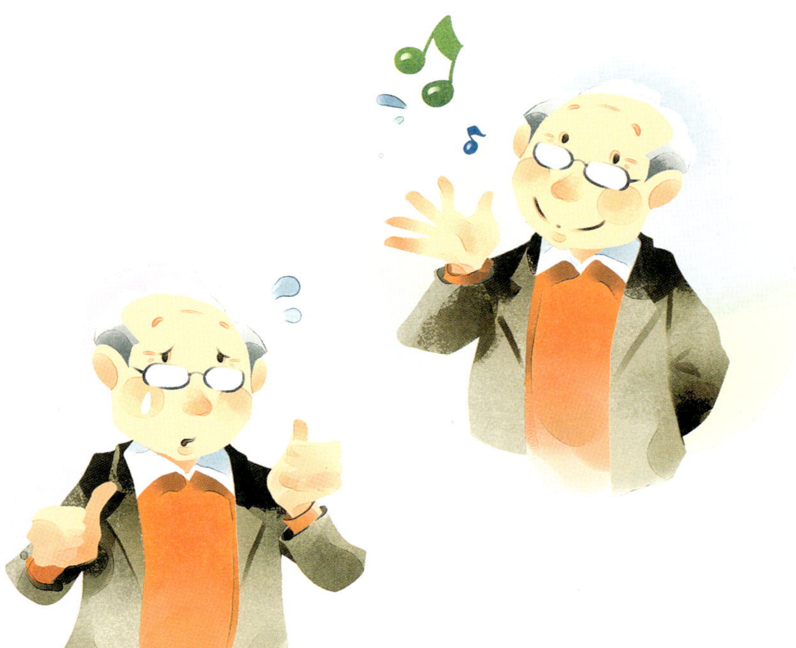

가능성이 컸던 반면에 정서를 경험하지 못했던 조상들은 살아남을 수가 없었고 자신의 자손을 남길 수도 없었다. 따라서 현재를 살고 있는 우리 모두는 정서를 경험했던 조상들의 후손들이므로 정서를 경험하는 것이다. 이것이 바로 정서의 진화론적 유용성이다.

2. 우리가 경험하는 기본 정서들

시대나 장소에 관계없이 모든 사람들이 경험하는 정서를 우리는 기본 정서라고 부른다. 정도의 차이가 있을 수는 있지만 누구나 경험하는 정서로는 분노, 슬픔, 공포(두려움)와 불안, 기쁨 등을 들 수 있다. 물론 정서 연구가마다 주장하는 기본 정서가 조금씩 다르기는 하다. 어떤 연구자는 놀람, 혐오를 기본 정서라고 보기도 하고, 어떤 이는 사랑, 경멸 등을 기본 정서라고 하기도 한다. 하지만 정서를 연구하는 대부분의 사람들이 기본 정서로 생각하는 가장 중요한 정서가 분노, 슬픔, 공포와 불안, 기쁨이므로 이것에 대해서 알아보기로 하자.

• **공포와 불안** 공포와 불안은 가장 뚜렷한 기본 정서다. 공포와 불안은 매우 유사한 정서 경험으로 '위험이나 무서움을 느끼는 것과 위협을 받는 것' 이다. 이 둘은 보통 같은 정서로 취급되기도 하지만, 무엇이 공포와 불안을 일으켰는가와 그 느낌이 얼마나 지속되는 것인가에 따라 약간의 차이가 있다. 우리가 실제로 무서운 대상에 대해서 두

려움을 느낄 때 그것은 공포fear다. 예를 들어, 뱀을 무서워한다거나, 높은 곳에 올라가는 것을 무서워한다거나, 비행기 타는 것을 무서워하는 것은 공포다. 그리고 공포는 위협을 주는 대상이 사라지면 재빨리 가라앉는다. 이와는 다르게, 무서운 대상이 뚜렷하지는 않지만 '뭔가 나쁜 일이 일어날 것' 같아 두려움을 느끼는 것은 불안anxiety이다. 예를 들어, 집에 도둑이 들어 경찰에 신고하고 사건이 해결되었음에도 불구하고 그 이후로는 무서워서 집에 혼자 있을 수가 없을 때 우리는 이것을 불안이라고 부른다. 즉, 우리 옆에 무서움을 일으킬 만한 실제 대상이 없음에도 불구하고(도둑은 더 이상 없다) 계속해서 무서운 느낌이 드는 것이다. 따라서 불안은 무서운 대상이 사라진 후에도 쉽게 가라앉지 않고 오랫동안 지속된다.

공포는 불쾌하고 혼란스럽고 가능하다면 피하고 싶은 경험이다. 하지만 다른 정서들과 마찬가지로 공포를 느끼는 것은 유익한 점이 있다. 공포를 느끼지 못하는 사람은 위험한 상황에 계속해서 부딪치게 될 것이고 따라서 젊은 나이에 죽게 될 것이다. 물론 지금은 옛날처럼 호랑이나 사자를 무서워할 필요는 없지만, 자외선, 공해, 신종 바이러스, 교통사고와 같은 많은 현대적인 위험 요소들이 있다. 이러한 위험에 대해서 적당한 공포를 갖는 것은 생존에 도움이 된다. 뿐만 아니라 사람들은 적당한 공포를 즐기기도 한다. 공포 영화를 보거나 무서운 놀이 기구를 타기 위해 사람들은 기꺼이 돈을 쓴다.

이처럼 약간의 공포나 불안을 느끼는 것은 유익하지만, 지나치면 해가 되고 병이 된다. 비합리적인 불안을 경험하는 것을 불안장애라고 하고, 이 중에서 지나친 공포로 인해 일상생활에서 심각한 적응문제를 가지는 경우를 공포증이라고 한다.

사람은 무엇에 대해 공포를 느끼는가? 사람은 태어나기 이전인 엄마의 뱃속에 있을 때부터 큰 소리에 깜짝 놀란다. 또한 갑자기 밝은 불빛이 비출 때도 공포를 보이거나 경계하게 된다. 하지만 대부분 우리가 공포를 느끼는 것은 살아오면서 경험을 통해 학습된 것이다. 예를 들어, 태어날 때부터 뱀을 무서워하거나 총을 무서워하지는 않지만 뱀에 물리거나 아니면 엄마나 선생님으로부터 '뱀은 위험한 동물이다'라는 것을 들은 다음부터는 뱀을 무서워하게 된다.

공포를 느끼면 어떻게 되는가? 당신이 밤에 혼자 집을 지키고 있는데 집에서 무슨 소리를 들은 것 같다고 생각해보자. 겁이 날 것이다. 가슴이 두근두근하고 손에 진땀이 나며 다리가 후들거릴 것이다. 어떻게 해야 하는가? 소리 나는 곳이 어딘지 찾아보거나 아니면 무서워서 방문을 꼭 잠그고 누군가 돌아올 때까지 소리를 죽이고 기다릴 것이다. 또 다른 예로, 어두운 밤길을 걸어가는데 저 멀리서 누군가가 따라오는 발소리가 들린다고 생각해 보자. 어떻게 할 것인가? 심장 박동이 빨라지고 얼굴이 하얗게 질리고 온몸에서 식은땀이 나기 시작할 것이다. 발걸음이 점점 빨라질 것이고 결국에는 마구 뛰어가게 될 것이다. 우리가 공포를 느끼면 신체적 변화가 나타나는데 이것은 우리 몸의 자율신경계의 변화 때문이다. 이러한 신경계의 변화는 빨리 도망을 갈 수 있도록 우리 몸을 준비시키는 역할을 한다. 경우에 따라서 즉시 도망을 가지 않고 그 자리에 얼어붙어 버리는 경우에도 우리 몸은 도망

갈 준비를 하고 있는 것이다.

• **분노** 분노anger는 매우 강렬한 느낌이라는 점에서 공포와 유사하다. 분노는 다른 사람이 고의적으로 나를 불쾌하게 하는 상황이나 불공정한 상황에서 느끼게 되는 정서다. 즉, 다른 사람이 의도적으로 혹은 생각 없이 행동해서 나에게 손해를 입혔을 때 대부분의 사람은 화가 난다. 예를 들어, 길에서 어떤 사람이 당신 앞을 지나가다 부딪쳐서 당신이 넘어졌다고 생각해 보자. 이때, 만약 그 사람이 어린아이거나 맹인이라는 것을 알았다면 당신은 화가 날 것인가? 그렇지 않을 것이다. 반면에 젊고 건장한 사람이 부주의하여 혹은 고의적으로 당신을 밀쳐서 넘어뜨렸다면 당신은 화가 날 것이다.

어떤 경우에는 다른 사람들이 법이나 규칙을 위반하는 것을 볼 때도 화가 난다. 이때도 그 사람들이 고의적으로 자신의 이익을 위해 법이나 규칙을 위반한다고 생각한다면 더욱 화가 날 것이다.

이처럼 다른 사람들의 행동을 고의 혹은 적대적인 의도라고 생각하는 것이 분노를 일으키므로 어떤 사람들은 다른 사람들보다 더 자주 더 강하게 화를 내기도 한다. 즉, 어떤 사람들은 자신에게 불이익이 닥치거나 부당하다고 생각되는 일이 생길 때마다 그것을 주변 사람들 탓으로 돌리고 그 사람들을 비난한다. 그러면 화가 나게 될 것이다. 반면에 어떤 사람들은 자신에게 나쁜 일이 생기거나 자신이 손해를 입는 일이 생기더라도 웬만해서는 다른 사람들에게 책임을 묻지 않으므로 화를 낼 일이 거의 없다. 대신에 이런 사람들은 슬픔을 더 많이 느끼게 될 것이다.

하지만 누군가의 탓으로 돌릴 일이 아님에도 불구하고 화가 나는 일도 있다. 예를 들어, 빨리 약속장소에 도착해야 하는데 교통체증에 걸렸던 경험을 떠올려 보자. 시간은 흘러가고, 화장실에도 가고 싶은데 차는 기어가듯이 움직인다. 날씨는 덥고 설상가상으로 차 에어컨도 고장이 났다. 당신은 정말로 화가 날 것이다. 이러한 경우에 이것은 누구의 잘못도 아니고 어디에 화를 내야 할지도 모르지만 어쨌든 화가 난다. 혹은 갈증이 나서 음료수를 먹으려고 자판기에 갖고 있던 동전을 몽땅 넣었는데, 음료수가 나오지 않는다면 어떨 것인가? 목이 마른데 자판기가 고장나서 동전만 삼켜 버리고 음료수는 나오지 않으며 더 이상의 돈도 없다. 여러분은 자판기를 손으로 치거나 발로 찰 수도 있고, 투덜거리며 화를 낼 수도 있다. 이러한 예들은 우리가 기대하고 얻으려고 하고, 하고자 하는 어떤 일에 방해를 받아 좌절하게 되었을 때도 사람들은 화가 나고 공격적이 될 수 있음을 의미한다.

우리가 화가 나는 또 다른 경우는 없는가? 우리는 날씨가 너무 덥거나 지독한 냄새가 날 때도 화가 날 수 있다. 이 경우에 우리를 화나게 한 사람도 없고 우리가 하고자 하는 일이 방해받은 것도 아니지만 화가 난다. 즉, 사람들은 자신의 느낌에 대한 생각이 없이도 신체적인 불쾌감 때문에 화가 날 수도 있다.

분노 정서는 일상에서 매우 중요한 의미를 갖는데 왜냐하면 분노 즉, 화가 나는 것은 공격적인 행동으로 나타나기 쉽기 때문이다. 우리는 화가 나면 상대방에게 폭력을 사용하거나 다른 방법으로 복수를 한다. 혹은 여성의 경우에는 남성과는 달리 신체적 폭력을 사용하기보다는 언어적인 공격을 한다. 즉, 상대방과 말을 하지 않으려고 하거나 상대방에게 상처가 되는 말을 하고 다른 사람들에게 그 사람의 험담을 늘어놓거나 고약한 소문을 퍼뜨린다. 앞에서도 이야기했듯이 적절한 분노의 표현은 다른 사람들과의 관계 향상에 도움을 주지만 지나친 공격은 사회적 문제를 일으킨다. 아동기와 청소년기에 나타나는 품행장애나 성인에게서 나타나는 반사회적 성격장애는 지나친 공격성과 관련이 있다.

왜 어떤 사람은 더 공격적이고 어떤 사람은 공격적이지 않은가? 공격성이 사람들마다 차이가 나는 이유는 확실하지 않지만 여러 가지 가능성이 있다. 뇌의 특정 부위가 손상 되거나, 신경 전달 물질 · 호르몬의 분비 등과 같은 생물학적 이유 때문에 공격적일 수 있다. 또 다른 공격성의 원인으로는 자존감이 있다. 자존감이 낮은 사람들은 자신을 실패자로 보고 이 사람들이 다른 사람들을 공격함으로써 자신의 위치를 높이고자 한다는 것이다.

• **슬픔** 슬픔sadness은 무언가를 상실했을 때(잃어버렸을 때) 느끼는 정서다. 예를 들어, 돈을 잃어버리거나 실직을 하거나 시험에서 나쁜 성적을 받게 되거나 부모님이나 배우자가 사망했을 때 슬픔을 느낀다. 우리를 가장 슬프게 만드는 상실이란 회복하는 것이 불가능한 것들이다. 즉, 어떻게 하더라도 결과를 바꿀 수 없으며 잃어버린 것을 도로 가져올 수 없는 경우에 우리는 무력감을 느끼는데 이러한 무력감이 바

로 슬픔이다.

이러한 슬픔이 극단적이 되어 슬픔을 느낄 만한 충분한 이유가 없음에도 불구하고 장기간에 걸쳐 지속적으로 불행을 느낀다면 이것을 우울이라고 부른다. 우울 증상이 심해져서 오래 지속되면 우울증으로 진단되는데 이것은 우울증을 다루는 부분에서 다시 이야기할 것이다. 슬픔 중에서 사랑하는 사람을 잃었을 때 나타나는 특별한 종류의 슬픔을 애도라고 한다. 따라서 슬픔, 우울, 애도는 비슷한 의미를 가진다.

앞에서 정서의 기능에 대해 이야기할 때 '모든 정서는 고유의 쓸모가 있다' 라고 했는데, 슬픔을 느끼는 것은 어떤 쓸모가 있을까? 슬픔의 이점은 앞에 나온 공포나 분노의 이점만큼 분명하지는 않지만 적어도 두 가지는 확실하다. 슬픔을 느낄만한 사건이 일어났다고 생각해 보자. 배우자나 가까운 친구가 사망했다거나 사업에서 실패를 했을 때 우리는 슬퍼할 것이고 그 결과 밖에 나가 활동을 하지 않고 집에서 잠만 자려고 할 것이며, 식욕과 성욕도 떨어질 것이다. 이러한 변화들은 우리가 신체 에너지를 보존하도록 도와주고 행동을 하지 않음으로써 더 이상 나쁜 일에 처하지 않도록 해준다. 즉, 우리가 슬픔을 느끼게 될 때는 가능한 한 바깥 활동을 줄이고 잠을 많이 자고 성행위도 하지 않음으로써 에너지를 비축하여 나중을 대비하는 것이다. 시간이 지난 다음 일상으로 돌아올 때 이 에너지를 사용한다. 두 번째로 슬픔은 사회적 기능을 한다. 친한 친구가 매우 슬퍼하고 있을 때 당신은 어떻게 하는가? 당신은 친구를 위로하고 친구 옆에 있어 주며 무엇이든 도움을 주려 할 것이다. 즉, 슬퍼하는 사람을 보면 동정과

연민을 느끼게 될 것이고 그 사람을 도와주게 된다. 하지만 다른 정서들과 마찬가지로 슬픔이 너무 크거나 지나치게 오래 지속되게 되면 문제가 된다. 너무 오랫동안 슬퍼하면 더 이상 친구들은 도움을 주지 않고 결국에는 그 사람을 피할 것이다. 우울증에 걸린 사람들이 친구를 잃고 사회에서 고립되는 것은 바로 이러한 이유 때문이다.

모든 사람이 슬픔을 느끼지만 어떤 사람들은 더 자주 슬퍼한다. 왜 그럴까? 그 사람들에게 유난히 나쁜 일이 많이 생기기 때문일까? 그렇지는 않은 것 같다. 똑같은 사건을 경험하더라도 어떤 사람들은 다른 사람들보다 슬픔을 더 많이 느끼거나 더 오랫동안 슬픔을 느낀다. 이것은 슬픔을 자주 느끼는 것이 하나의 성격특질과도 같은 것이며 그러므로 이것은 어느 정도 유전의 영향을 받는다. 그리고 쉽게 슬픔을 경험하는 사람들은 아무런 일이 없는 평상시의 기분 상태도 다른 사람들보다 더 가라앉아 있다. 특히 슬픔의 부적응적인 상태인 우울은 유전성이 높아 우울증의 경우 가족력을 가지는 경우가 많다. 즉, 가족 중 누군가가 우울증에 걸리면 다른 가족도 우울증에 걸릴 확률이 높아진다.

슬플 때 사람들이 하는 가장 특이한 행동은 우는 것이다. 언제 울며 왜 우는 것인가? 아기들은 배가 고프거나 엄마와 떨어졌을 때 울고 성인들은 고통이나 괴로움을 느끼면 우는데 이것은 침팬지와 같은 동물들도 마찬가지이다. 이때의 울음은 다른 사람에게 자신의 상태를 알리는 일종의 의사소통이다. 즉, '나는 지금 배가 고파요. 우유를 주세요.' 라거나 '나는 지금 너무 힘들고 아파요. 나를 좀 도와주세요.' 라는 말을 울음으로 대신하는 것이다.

물론 어떤 경우에는 매우 행복해도 눈물을 흘린다. 아들이 결혼을 하거나 오랜 고생 끝에 드디어 자신의 집을 장만했을 때도 울 수 있다. 하지만 사람들이 기뻐서 내는 울음소리는 괴로울 때 우는 소리와 다르다고 한다.

동물도 인간과 마찬가지로 소리 내어 울지만 인간과 동물의 울음은 두 가지 차이점이 있다. 첫째, 아기동물들은 음식을 주거나 엄마가 돌아오면 금방 울음을 그치지만 우리 아기들은 부모가 요구를 들어줘도 계속해서 울기도 한다. 둘째, 사람은 울면서 눈물을 흘리지만 다른 동물들은 울면서 동시에 눈물을 흘리는 일이 거의 없다. 왜 사람은 울면서 눈물을 흘리는가? 한 가지 이유는 눈물을 흘리는 것이 슬플 때 생기는 독소를 배출시켜 우리 몸에 이롭기 때문이다.

그런데 아기는 말을 할 수가 없어서 대신 우는 것으로 의사를 전달하지만 성인은 말로 해도 되는데 왜 우는 것일까? 한 가지 이유는 말로 하는 것보다 우는 것이 훨씬 강력한 효과가 있기 때문이다. '여자의 눈물은 무기다' 라는 말을 들어보았는가? 여자가 열 마디 말로 또박또박 설명하는 것보다 한 줄기 눈물을 흘리는 것이 훨씬 설득력 있고 상대방의 마음을 움직인다는 것이다. 사람은 다른 사람이 우는 것을 보면, 동정과 연민의 마음으로 마치 어린아이를 대하듯 그 사람을 돌보게 된다.

• **기쁨과 행복** 지금까지 이야기한 정서들과는 달리 긍정적 정서,

즉 좋은 정서이다. 많은 사람들에게 인생의 목표가 무엇인지 물어보면 '행복해지는 것, 즐겁고 기쁘게 사는 것' 이라고 답하곤 한다. 여기서 말하는 행복, 즐거움과 기쁨은 비슷한 의미로 쓰인다. 물론 기쁨과 행복은 구별되는 점이 있다. 기쁨joy은 자녀가 좋은 대학에 합격하거나 회사에서 승진할 때와 같이 구체적인 사건으로 인한 일시적인 정서 상태다. 따라서 기쁨은 보통 오랜 시간 계속되지 않는다. 반면에 행복happiness은 기쁨보다는 더 오래 지속되는 감정이다. 그렇다면 어떤 때 행복을 느끼는가?

사람들에게 "무엇이 당신을 더욱 행복하게 만들어 주나요?" 혹은 "당신은 무엇 때문에 행복한가요?"라고 물었을 때 가장 많이 나온 대답은 다음과 같다.

- 가족이나 친구들과 많은 시간을 보내는 것
- 돈이나 다른 것을 많이 소유하는 것
- 성공이나 성취(좋은 직장과 보장된 미래)
- 배우자와 더 좋은 관계를 갖는 것
- 편히 쉬는 것(잠을 많이 자는 것)
- 자연을 즐기는 것, 음악과 유머, 신앙
- 운동을 하거나 활발하게 움직이는 것

대부분의 사람들이 가족이나 친구와의 관계가 행복의 첫 번째 중요한 원인이라고 했다. 물론 위에서 말한 것 외에도 행복을 주는 사건이나 사물은 사람에 따라 다를 수 있다.

대부분의 사람들은 돈이 많아 경제적으로 부유하면 행복할 것이라고 생각한다. 만약 그렇다면 얼마나 많은 돈을 가져야 하는가? 한 조사에 따르면 1년에 2,500만 원을 버는 사람은 5,000만 원 정도 있어야 행복해질 것이라고 생각했다. 5,000만 원을 버는 사람들은 1억이 있으면 행복할 것이라고 말했다. 하지만 일 년에 1억을 버는 사람들은 2억 정도는 있어야 행복할 것이라고 했다. 이것은 무엇을 의미할까? 또 주변에서 복권에 당첨된 사람들이 행복해지는 것을 본 적이 있는가? 복권에 당첨된 직후에는 매우 행복해한다. 하지만 몇 달이 지나면 행복감은 평균 이하로 내려간다. 물론 모두가 그런 것은 아니겠지만 확실한 것은 '돈으로 행복을 살 수는 없다' 는 것이다. 돈은 유익하기도 하지만 문제를 일으키기도 한다. 어떤 복권 당첨자들은 돈을 쓰는 방법을 몰라 돈을 마구 써버린다. 어떤 당첨자들은 당첨금에 대해 세금을 내야 한다는 사실을 잊어버리고 돈을 쓰다 결국 빚을 지기도 한다. 또 우리가 매스컴에서 종종 보듯이 복권 당첨자들은 돈을 요구하는 친척이나 친구들 때문에 괴로워하고 결국 그 사람들과 등을 지기도 한다.

만약 부유함, 즉, 돈이 행복을 보장해 준다면 미국과 같은 잘 사는 나라의 국민들은 가난한 나라의 국민들보다 더 행복해야 한다. 여러 국가의 사람들이 어느 정도로 행복을 느끼고 있는지 조사한 결과가 있다. 전체적으로 보았을 때 부자 나라의 국민들은 가난한 나라의 국민들보다 행복하다고 생각하고 있었다. 예를 들어, 미국, 캐나다, 프랑

스, 스웨덴, 핀란드 국민들은 불가리아, 러시아, 인도, 중국 국민들보다 행복해 했다. 우리나라는 40개 국가 중에 24위를 차지했다. 하지만 국가의 국민 소득이 높을수록 행복감도 점점 더 높아지는 것은 아니다. 이러한 결과를 요약해 보면, 부富는 행복을 보장해 주지 못하지만 가난은 사람을 불행하게 만들 수 있다. 특히 잘 사는 사람들에 둘러싸인 가난한 사람들은 더 불행할 수 있다.

뿐만 아니라 우리가 행복과 관련이 있다고 생각하는 나이, 교육, 건강, 종교, 날씨 등도 행복감에 큰 영향을 주지 못한다. 즉, 젊고 대학 교육을 받고 건강하며 종교를 가지고 있고 따뜻하고 쾌청한 지역에 사는 사람들이 그렇지 않은 사람들보다 더 행복하지는 않다는 것이다.

만약 특별히 가난하지 않을 때, 더 많은 돈을 가진다고 해서 더 행복해지는 것은 아니라면 과연 행복은 어디에서 오는 것일까? 무엇이 사람들을 행복하게 만들어주는가? 행복을 느끼는 가장 중요한 이유는 천성 혹은 성격이다. 대부분의 경우, 사람들은 자신에게 좋은 일이 생겼을 때 행복해 한다. 하지만 종종 특별한 이유가 없을 때에도 행복해 하는 사람이 있다. 별다른 이유 없이도 즐거워하고 습관처럼 행복해 하는 사람들은 일상생활의 사소한 일에서도 기쁨을 느끼고 누군가가 "당신은 행복하십니까?"라고 물으면 "그럼요, 행복하지요."라고 답하는 사람들이다. 하지만 반대로 어떤 사람들은 늘 고민과 걱정이 많거나 매사에 짜증이 나서 행복하다고 느끼지 못한다. 이처럼 행복감을 느끼는 경향성도 유전의 영향을 받는 일종의 성격특질로 이해될 수 있

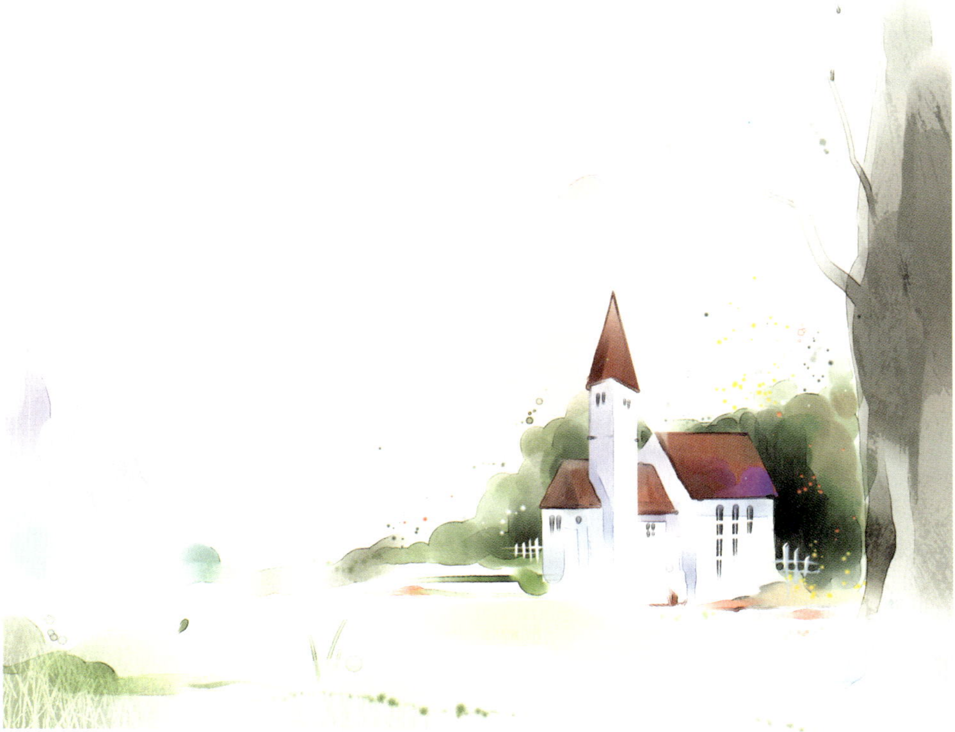

다. 물론 행복한 사람들이라고 해서 항상 기쁨에 차 있는 것은 아니다. 하지만 이런 사람들은 나쁜 일이 생겨서 기분이 상해도 빨리 극복하여 곧 행복한 기분으로 되돌아온다. 따라서 행복감을 느끼는 사람들은 감정적으로 안정되어 있고, 양심적이고, 다른 사람들로부터 믿을 만한 사람이라는 평가를 받는 등의 장점을 가지고 있다. 다음은 이처럼 늘 행복한 사람들이 자신과 자신의 삶에 대해 이야기하는 것들이다. 이들과 비교해 볼 때 자신의 삶은 어떤가?

'내 인생은 내가 이상적으로 생각하고 있는 것에 가깝다.'

'내 인생의 여러 가지 조건들은 훌륭하다.'

'나는 나의 삶에 만족한다.'

'지금까지 나는 인생에서 원했던 중요한 것들을 가졌다.'

'만약 인생을 다시 한 번 살 수 있다해도 나는 지금처럼 살 것이다.'

그렇다면 어떻게 하면 더 행복해질 수 있을까? 에이브러햄 링컨은 '사람들은 스스로 결심한 만큼 행복해진다.' 라고 말했다. 물론 살면서 일자리를 잃는다거나 심각한 질병에 걸린다거나 사별이나 이혼을 하는 것처럼 큰 사건을 겪으면 우리는 불행해진다. 하지만 이러한 경우라도 우리가 어떻게 그 상황을 받아들이고 얼마나 희망적으로 생각하느냐에 따라 우리의 행복감은 달라질 수 있다. 자, 이제 모두 결심을 해야 한다. '나는 행복해질 것이다.' 라고 말이다.

4 노년기 정서 이야기

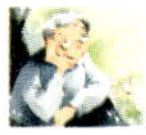

노인이 되었을 때 우리의 정서情緖 즉, 우리가 흔히 감정이라고 말하는 것은 젊은 시절과 같은가? 아니면 다른가? 나이가 들면 정서를 경험하는 것과 정서를 표현하는 것, 정서를 조절하는 것에 변화가 생기는데 과연 어떤 변화가 나타날까? 나이가 들면서 분노나 슬픔, 기쁨을 젊었을 때보다 더 자주 느끼게 될까? 아니면 덜 느끼게 될까? 혹은 화가 날 때 참을 수 없을 정도로 크게 화가 날까? 아니면 화가 나더라도 젊었을 때보다는 정도가 약해질까? 자신의 감정을 표현하는 것에 조심스러워질까? 아니면 옛날보다 더 솔직하게 표현하게 될까? 나이가 들면 자신이 화가 난 것을 혹은 자신이 슬프다는 것을 다른 사람에게 보이지 않기 위해서 어떻게 할까? 등에 대해 알아보자.

1. 노년기에 정서경험은 어떻게 변하는가?

나이가 들면 정서, 즉 감정을 많이 느끼게 될까? 적게 느끼게 될까? 더 강하게 느끼게 될까? 더 약하게 느끼게 될까? 아니면 그대로일까?

예전에는 나이가 들어 노인이 되면 감정이 무뎌진다고 생각했었다. 즉, 감정이 무미건조해져서 별로 좋을 일도 화날 일도 슬플 일도 없어져서 무덤덤해진다는 것이다. 그리고 전체적으로 즐거움이 줄어들어 불행해진다고 생각했다. 하지만 최근에는 노인의 정서경험이 젊은 사람들과 별로 다르지 않다고 본다. 노인들도 젊은이들과 똑같이 화내고 슬퍼하며 기쁘고 두려움을 느낀다는 것이다. 뿐만 아니라 어떤 연구들은 노년기에 오히려 좋은 정서경험이 많아진다고 주장한다. 즉 노년이 되면 기쁘거나 즐거워하는 경우가 더 자주 있다는 것이다. 심각한 질병을 가진 경우가 아니면 노인들은 젊은 사람들보다 더 행복해 하고 외로움을 덜 느끼며 세상에 꽤 만족해 한다는 것이다.

아직까지도 사람들은 노년기에 대해 부정적인 고정관념을 가지고 있어서 나이가 많아져서 노년기에 접어들수록 분노, 슬픔, 공포와 같은 부정적 정서를 많이 느끼고 기쁨, 즐거움과 같은 긍정적 정서는 상대적으로 덜할 것이라고 생각한다. 하지만 노년기가 청년기나 중년기보다 특별히 더 부정적이고 우울한 것이 아니고 심지어 더 행복하고 편안한 시기일 수도 있다는 연구결과들은 이것에 반대한다. 당신은 어떻게 생각하는가? 아래의 정서경험 질문지 표에서 각각의 느낌을 평

	거의 느끼지 않는다	잘 느끼지 않는 편이다	보통이다	자주 느끼는 편이다	매우 자주 느낀다
1. 화가 난다					
2. 슬프다					
3. 편안하다					
4. 짜증난다					
5. 두렵다					
6. 서글프다					
7. 서운하다					
8. 불안하다					
9. 기쁘다					
10. 평온하다					
11. 섭섭하다					
12. 즐겁다					

소에 얼마나 자주 느끼는지 체크해 보는 것으로 시작해 보자.

어떤 사람은 기쁨이나 평온함은 매우 자주 느끼지만 슬픔이나 짜증, 섭섭함 등은 잘 느끼지 않을 수 있다. 반대로 어떤 사람은 자주 화가 나는 편이고 서글픔은 자주 느끼지만 즐거움이나 기쁨은 거의 느끼지 못할 수도 있다. 이처럼 사람들 각자가 겪는 정서경험에는 차이가 있다. 그렇다면 왜 어떤 사람은 좋은 정서를 많이 경험하고 어떤 사람은 나쁜 정서를 더 많이 경험하는가? 코스타와 맥크래는 우리가 어떤 정서를 얼마나 느끼는가는 성격특질과 아주 밀접한 관련이 있다고 한다. 즉, 외향적인 사람은 기쁨이나 흥미를 많이 느끼고, 신경증적 성향이 높은 사람은 불만과 적개심을 많이 드러내고, 우호적인 사람은 유쾌함과 즐거움을 많이 표현하고, 성실한 사람은 신중하여 경계를 많이 하기 때문에 정서를 적게 경험하는 편이며 개방적인 사람은 황홀감과 경이로움을 많이 느낀다. 또 정서를 느끼는 것이 성격특질에 의해 결정되기 때문에 평생에 걸쳐 정서를 경험하는 것에 큰 변화가 없다. 즉, 젊은 시절에 늘 유쾌한 사람은 시간이 흐르고 나이가 들어도 즐거워 보이고 또한 살면서 나쁜 일이 닥쳐 화가 나거나 슬프더라도 얼마 지나지 않아 괜찮아져서 원래의 유쾌한 사람으로 되돌아온다. 반대로 어릴 때 늘 우울해 보이고 잘 울던 사람은 나이가 들어서도 어두워 보이고 자주 슬퍼한다. 이런 사람들은 좋은 일이 생기면 기뻐하지만 조금만 시간이 지나면 다시 슬픈 사람이 된다.

이처럼 일생을 통해서 정서를 경험하는 것이 개인의 기질적 특질에 달려 있지만 실제로는 많은 노인들은 젊은 시절보다 외로움과 울적함을 더 많이 호소하곤 한다. 왜 그럴까? 노인들을 인터뷰한 연구에서, 한 노인은 "슬픈 영화나 드라마를 봐도 옛날에는 눈물을 흘리지 않았는데, 요즘은 걸핏하면 눈물이 나요."라고 말한다. 이것은 노인들의 정서가 젊은 시절보다 더 서정적으로 바뀌고 있기 때문이다. 인생 후반이 되면 정서는 더 서정적이 되고 평온하고 조용하며, 침착하게 변해 간다.

그런데 노인들이 매일매일 경험하는 감정들을 보면, 긍정적인 정서와 부정적인 정서의 종류에서 젊은 사람들과는 좀 다름을 알 수 있다. 예를 들어, 젊은 사람들은 분노(화가 남), 슬픔, 공포(불안)의 부정적 정서와 기쁨, 신남, 흥분과 같은 긍정적 정서를 느끼는 반면, 노인들은 섭섭함이나 평온함 같은 정서를 더 많이 경험한다. 즉, 누군가 자신을 화나게 할 일을 했을 때 젊은 사람들은 얼굴이 붉어지며 화를 주체하지 못해서 씩씩거릴 수 있지만 노인들은 오히려 섭섭하다거나 언짢다거나 하는 감정들을 많이 느낀다. 또한 좋은 일이 생겨도 젊은 사람들처럼 뛸 듯이 기뻐하고 환호하는 것이 아니라 마음이 편안해지고 안정감을 느끼게 되는 경우가 많다.

이러한 차이는 몇 가지 이유 때문이다. 그 첫 번째는 나이가 들어서도 좋고 나쁜 감정을 갖기는 하지만 단지 젊은 사람들처럼 강하게 경험하지 않고 약하게 경험하기 때문이며, 또 다른 이유는 나이가 들면 정서 복잡성이 증가하기 때문이다. 정서 복잡성이란 간단하게 말해서 한 가지 사건에 대해 여러 가지 정서를 복합적으로 경험하는 것이다. 우리는 흔히 '시원섭섭하다'라는 말을 많이 한다. 예를 들어, 시집을 가지 않아 늘 애를 태우던 노처녀 딸이 시집을 간다면 한편으로는 시집을 가니 시원하기도 하고 안심이 되기도 하지만 오랫동안 같이 지내던 딸을 보내는 것이 섭섭하기도 할 것이다. 사람들은 일반적으로 나이가 들면 정서복잡성이 커지는데 이것은 나이가 들면 사물을 한 가지 측면에서만 보는 것이 아니라 여러 측면에서 보게 되고, 또한 나의 입장뿐 아니라 다른 사람의 입장도 고려할 수 있게 되기 때문이다. 그래서 아주 나쁜 일이나 아주 좋은 일이 생겼을 때에도 '인간만사 새옹지마人間萬事 塞翁之馬' 란 말을 떠올리며 마냥 좋기만 하거나 마냥 슬퍼할 일이 아니라고 생각하게 되는 것이다.

'과체중으로 고혈압과 당뇨에 문제가 있다는 의사의 진단을 받고 열심히 운동을 했습니다. 한 달 후 열심히 노력한 결과 정상 체중이 되어 혈압과 당 수치는 정상이 되었지만 관절에 무리가 생겨 오래 운동하기가 쉽지 않습니다. 만약 당신이 이러한 상황에 처한다면 어떤 기분일 것 같습니까?'

이와 같은 질문에 어떻게 대답해야 할까? 혈압과 당 수치가 정상이 된 것이 기쁘지만 관절이 안 좋아진 것은 슬픈 일이다. 이것을 어떻게 받아들여야 할까? 나이가 들수록 이와 같은 상황에서 기뻐하지도 슬퍼하지도 않게 되어 무덤덤하게 보일 수 있다. 이것이 바로 정서복잡성이 커져서 나타나는 결과이다.

2. 노년기에 정서표현은 어떻게 변하는가?

나이가 들면 정서를 표현하는 것이 어떻게 달라질까? 우리가 감정을 느낄 때 이것은 언어나 목소리 톤, 몸짓으로도 표현되지만 감정이 가장 잘 드러나는 것은 얼굴 표정이다. 그래서 얼굴 표정은 사람들과의 관계에서 매우 중요한 역할을 한다. 즉, 내가 감정과 생각을 얼굴을 통해 표현하면 상대방은 얼굴 표정을 통해 나의 감정을 알 수 있고 이해하게 되며 나의 감정에 맞는 행동을 하게 된다. 예를 들어, 부부가 대화를 하다가 아내가 남편을 무시하는 말을 해서 남편이 화가 났다. 그러면 남편의 얼굴은 일그러진다. 눈 꼬리가 올라가며 얼굴색이 붉어지고 입술은 굳게 다물어진다. 아내는 이것을 보고 '남편이 화가 많이 났구나.' 라고 생각하게 되고 남편에게 자신의 실수를 인정하고 화해를 청한다. 그리고 '아! 남편은 이런 말에는 상처를 받는구나. 다음부터는 그러지 말아야지.' 라고 생각하고 이후에는 조심하게 되어 부부간에 싸울 일이 줄어들게 된다. 즉, 적당한 감정표현이 두 사람간의 관계를 더 좋아지게 만든 것이다. 하지만 만약 남편이 화가 났지만 전혀 자신이 화났다는 것을 표현하지 않는다면 아내는 그 이후로도 계속해서 남편에게 상처 주는 말을 하게 될 것이고 그 부부관계는 심각한 상황에 이르게 될 지도 모른다. 이것은 비단 부부관계뿐만 아니라 친구, 직장 동료, 가족처럼 우리가 살면서 맺는 다양한 인간관계에 모두 해당되는 것이다.

흔히 우리는 '40세 이후의 얼굴은 자신이 책임을 져야 한다.' 는 말을 한다. 나이가 들수록 감정이 표현되는 얼굴 표정은 일생을 통해 형성된 자신의 성격을 반영하기 때문이다. 즉, 평생 동안 불평불만으로 가득 차서 매일 화를 내며 살아온 사람이 있다고 생각해 보자. 중년이 지나면 그 사람의 얼굴은 화난 얼굴로 굳어져 버릴 것이다. 반대로 늘 미소를 잃지 않고 모든 사람에게 웃음으로 대하며 좀처럼 화내는 얼굴을 볼 수 없었던 사람이라면 이 사람의 얼굴은 40세가 지나면 웃는 얼굴로 보일 것이다. 따라서 노년기에 그 사람의 얼굴을 보면 그 사람이 평생을 어떻게 살아왔으며 그 사람의 성격이 어떤지 알 수 있다.

노인들의 얼굴 표정을 보고 그것이 기쁜 표정인지, 슬픈 표정인지 아니면 화가 난 표정인지 불안해하고 있는 표정인지 알아맞히기란 쉽지 않다. 왜 그럴까?

첫 번째 이유는 나이가 들수록 오랜 세월을 거치면서 형성된 정서적 특징이 얼굴 표정을 뒤덮고 있어서 현재 느끼고 있는 감정이 잘 표현되지 않기 때문이다. 즉, 어떤 정서를 표현하려고 하든지 평소 화를 잘 내는 노인은 성난 표정을 하고 있고, 늘 슬픔에 잠겨 있는 노인은 슬픈 표정을 하고 있으며, 불평을 잘 하는 노인은 불만스러운 표정을 짓고 있기 때문이다.

두 번째 이유는 나이가 들면 정서표현 자체가 덜 강렬해질 뿐만 아니라 복잡한 정서를 경험하기 때문이다. 따라서 노인들은 젊은 사람들에 비해 얼굴 표정의 변화가 적고, 미소를 짓고 있어도 여러 가지 감정이 혼합되어 있어서 어떤 감정인지가 분명하지 않다.

세 번째 이유는 나이가 들면 여러 가지 이유로 자신의 감정 상태를 숨기는 일이 많아지기 때문이다. 예를 들어 몹시 화가 났지만 새로 들어온 며느리 앞에서 시아버지 체면 때문에 화를 낼 수가 없는 경우가 있다. 혹은 나이 많은 사람이 어린아이처럼 좋아하는 것이 경박해 보인다고 생각해 마음껏 좋아하는 표현을 하지 않기도 한다. 어린아이들의 경우는 어떠한가? 어린아이들은 느끼는 그대로 바로 얼굴표정에 나타나므로 우리는 흔히 '어린아이의 얼굴은 거짓말을 하지 못한다.'고 말한다. 이처럼 젊은 시절에는 감정이 얼굴에 잘 드러나지만

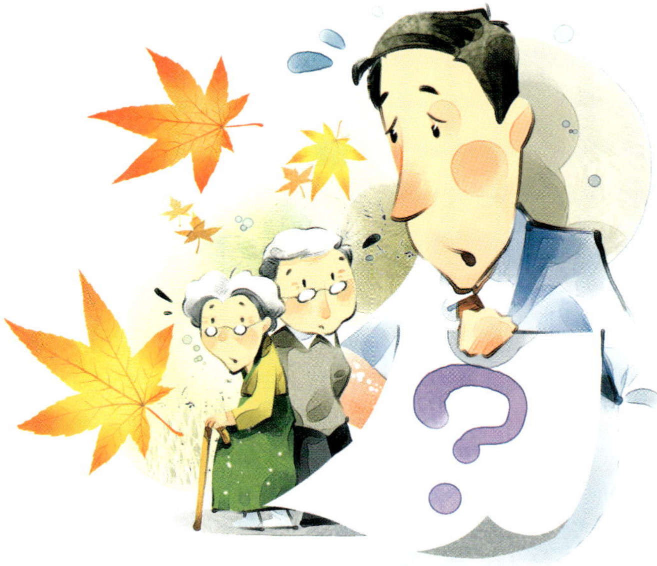

나이 들수록 얼굴의 정서표현은 덜 순수해지고 복잡한 정서가 나타나게 되므로 웃는 것도 우는 것도 아닌 표정, 슬픈 것도 기쁜 것도 아닌 표정을 짓는 일이 많아진다.

3. 노년기에 정서조절은 어떻게 변하는가?

길에서 어떤 젊은이가 나를 늙은이라고 무시해서 화가 났다. 이때 당신은 어떻게 하는가? 젊은이를 따끔하게 혼내면서 다시는 그러지 말라고 할 수도 있다. 하지만 "참, 요즘 젊은 것들이란 … 쯧쯧." 하며 그냥 참아버릴 수도 있다. 비오는 날 횡단보도 앞에 서 있는데 자동차가 쌩

하고 지나가는 바람에 물을 흠뻑 뒤집어써서 몹시 화가 났다. 이때는 어떻게 할까? 마구 화를 내거나 옆에 있는 사람들에게 하소연할 수도 있다. 혹은 '모르고 그랬겠지. 비오는 날 그럴 수도 있지.' 하면서 이해하고 넘어갈 수도 있다. 친한 친구가 갑자기 사망하여 매우 슬플 때는 어떻게 하는가? 물론 슬퍼하며 애도할 것이다. 하지만 마냥 슬퍼할 수만은 없다. 가족들이나 다른 친구들의 위로를 받을 수도 있을 것이고, '인생이란 원래 온 곳으로 돌아가는 거지.' 라고 생각하면서 애써 슬픔을 참으려고 할 수도 있다. 혹은 다른 일이나 취미 활동에 집중하면서 슬픔을 잊으려고 할 수도 있다. 주변에서 또래들이 하나 둘 죽어가니 죽음에 대해 생각하게 된다. 편안하게 죽지 못하고 자식들 힘들게 하며 오래 고생하면 어떡하나 걱정이 앞서니 두려워진다. 이때는 어떻게 하는가? 병원이나 심리상담소를 찾아가 자기 상황을 이야기하고 상담할 수도 있다. 아니면 건강하게 오래 살기 위해서 더 열심히 운동하고 건강식을 챙겨 먹으며 '나는 오래 살거야.' 라며 불안을 떨쳐버릴수도 있다. 아니면 술로 두려움을 달랠 수도 있다.

우리는 모두 화가 나거나 슬프거나 두려울 때 이러한 기분에서 벗어나고자 한다. 왜냐하면 몹시 화가 난 상태거나 깊은 슬픔에 빠진 상태에서는 우리는 아무 일도 할 수 없기 때문이다. 또 오래 화를 내거나 오랜 시간 두려움이나 불안에 떤다면 우리 몸에도 매우 나쁜 영향을 준다. 그래서 사람들은 이러한 나쁜 감정 상태에서 가능하면 빨리 벗어나고자 한다. 즉, 우리는 화를 풀고 슬픔을 추스르며 정상적인 생활로 돌아오고자 한다. 이것을 '정서조절' 이라고 하는데 즉, 내가 느끼는 정서를 조절하여 원래의 상태로 돌아오고자 하는 노력이다. 사람은 누구나 정서조절을 한다.

정서조절에는 또 다른 목적도 있다. 자신이 어떤 감정을 경험하더라도 이것을 곧이곧대로 표현해서는 안 되는 경우들이 종종 있기 때문이다. 예를 들어, 오랫동안 시험공부를 하던 아들이 마침내 사법고시에 합격했다. 너무 기분이 좋아 자랑하려고 친한 친구에게 전화를 했다. 그런데 그 친구의 아내가 병원에서 암 진단을 받았다는 말을 듣는다. 이때 우리는 어떻게 해야 하나? 아마도 자신의 기분을 이야기하지 못하고 그 친구를 위로할 것이다. 그러고 나서 다른 사람에게 전화를 걸어 자랑할 수도 있다. 혹은 남편이 아파서 입원 했는데 괜히 어리광도 부리고 잔소리가 심하다. 남편이 오늘도 잔소리를 계속해서 아내는 짜증이 났지만 짜증난다고 아픈 남편에게 화를 낼 수는 없다. 어떻게 해야 할까? 동생에게 전화를 걸어 하소연하며 남편 흉을 보고 수다를 떨 수도 있다. 아니면 잠시 병원을 벗어나 친구와 함께 쇼핑하면서 기분전환을 할 수도 있다. 또 다른 경우를 보자. 아내와 함께 등산을 갔는데 날씨가 갑자기 나빠져서 천둥, 번개가 치기 시작한다. 산꼭대기에서 마땅히 피할 장소도 없어서 서둘러 하산을 하는데 폭풍우 속에서 겁이 나고 무서운 느낌이 든다. 하지만 나까지 두려워하는 모습을 보이면 아내가 더 불안해 할 것 같다. 어떻게 해야 할까? 불안을 없애기 위해 큰 소리로 노래를 부를 수도 있고 아니면 산에서 만난 젊은 사람들의 도움을 받을 수도 있다.

이처럼 우리가 비슷한 감정을 느끼게 되더라도 이를 해결하는 방법 즉, 정서조절을 하는 방법은 여러 가지일 수 있다. 이러한 정서조절 방법은 사람마다 다르고 연구에 따르면 나이에 따라서도 달라진다.

그렇다면 정서조절은 노인이 되면 젊은 시절과 어떻게 달라질까? 노인들은 갈등에 직접 부딪히는 대신에 갈등상황을 피하거나 직접적인 표현을 하지 않는 것을 선호한다. 즉 젊은 시절에는 누군가 나를 화나게 하면 그 사람과 맞붙어 싸우거나 큰 소리를 내며 항의한다. 하지만 나이가 들면 속이 좀 상하더라도 시끄럽게 만들고 싶지 않아 그냥 넘어가버리거나 아니면 부딪칠 가능성이 있는 사람과 아예 어울리지 않으려 한다. 뿐만 아니라 갈등상황을 긍정적으로 평가하려는 경향이 있어서 "저 사람 입장에서는 그럴 수도 있겠지."라거나 "세상 살면서 이런 일은 누구나 겪는 거야. 시간이 지나면 나를 이해하겠지. 모든 일이 좋아질 거야."라고 생각하기도 한다. 또한 감정을 표현하고자 하는 충동을 잘 다스리므로 쉽게 화를 내거나 슬픔에 젖어서 울지 않고 잘 참게 된다.

다음의 '정서조절 양식 질문지' 표에서 자신이 나쁜 정서를 경험할 때 어떤 행동을 얼마나 자주 하는지 체크해 보자.

	전혀 그렇지 않다	대체로 그렇지 않다	그저 그렇다	대체로 그렇다	매우 그렇다
1. 나쁜 기분을 일으킨 문제를 해결하거나 상황을 바꾸기 위해 구체적인 행동을 하거나 계획을 세운다.					
2. 가족이나 친구와 만나거나 전화를 한다.					
3. 나보다 나쁜 처지에 있는 사람과 비교한다.					
4. '나아지겠지', '어떻게든 되겠지'라고 막연히 생각한다.					
5. 상황 혹은 문제를 보다 분명하게 이해하고자 한다.					
6. 마음속에서 그 문제를 생각하지 않고 완전히 지워 버리려고 노력한다.					
7. 다른 사람들로부터 조언을 구하거나 도움을 구한다.					
8. 왜 내가 이런 기분을 느끼게 되었는지 그 이유를 이해하려고 한다.					
9. 관계없는 다른 일을 떠올리거나 다른 일에 집중한다.					
10. 자기의 지금 상황보다 더 나쁜 상황과 비교한다.					
11. 다른 사람들에게 나의 기분을 이야기하고 위로 받길 원한다.					
12. 일어난 상황이 생각보다 나쁘지 않다고 생각하고 이렇게 느낄 필요가 없다고 생각한다.					

채점방법

- '전혀 그렇지 않다' 는 1점, '대체로 그렇지 않다' 는 2점,
  '그저 그렇다' 는 3점, '대체로 그렇다' 는 4점,
  '매우 그렇다' 는 5점을 준다.
- 능동적 방식 점수: 1번, 5번, 8번 점수의 합
- 지지추구방식 점수: 2번, 7번, 11번 점수의 합
- 주의분산-회피적 방식 점수: 4번, 6번, 9번 점수의 합
- 주관적 내적 재해석 방식 점수: 3번, 10번, 12번 점수의 합

위의 표에 나타난 정서 조절 방법에는 어떤 것들이 있을까? 능동적 방식, 지지추구방식, 주의분산-회피적 방식, 주관적 내적 재해석 방식이다. 능동적 방식이란 문제해결 초점적 방식이라고 할 수 있는데 기분 나쁜 일이 생겼을 때 나를 기분 나쁘게 한 원인을 근본적으로 해결하고자 하는 것이다. 문제를 해결하기 위해서 계획을 세우거나 구체적인 행동을 하는 것 등이 여기에 포함된다. 또한 지금 자신의 느낌이 어떤지 그리고 과연 어떤 상황인지 제대로 알려고 노력하는 것도 능동적 방식으로 볼 수 있다. 즉, 지금 현재 자신의 기분을 해결해 보려는 노력이 적극적이고 능동적인 경우는 모두 이에 해당한다. 예를 들어, 친구가 나에게 기분 나쁜 말을 해서 화가 난 경우에 그 친구에게 가서 "나는 너 때문에 화가 났다. 그렇게 말하는 것은 상대방의 기분을 상하게 하니 좋은 행동이 아니다. 사과를 해라." 하고 자신의 기분을 정확하게 전달하고 사과를 받아낸다면 이것은 능동적 정서 조절을 하고

있는 것이다.

지지추구방식이란 다른 사람들로부터 정서적으로, 도구적(실제적)으로 도움을 구하는 것이다. 사람들에게 자신의 정서 상태에 대해 이야기하고 위로 받으려고 하는 것이 대표적인 방법이다. 예를 들어, 딸이 섭섭한 말을 해서 기분이 매우 울적해졌을 때, 딸에게 "내가 섭섭하다. 다음부터는 그러지 마라." 한다면 그것은 능동적 방식을 사용하는 것이지만, 친한 친구에게 전화를 걸어 "딸 때문에 섭섭하고 기분이 안 좋다."라고 이야기했을 때 친구가 "요즘 젊은 애들이 다 그렇지 뭐. 우리 애들도 그래. 그게 다 엄마가 편해서 그런 거지."라고 위로를 해줘 기분이 좋아졌다면 이것은 지지추구적 정서조절 방식을 사용하는 것이다. 때로는 친구가 "우리 백화점에 가서 쇼핑하자. 내가 맛있는 점심 사줄게."라고 하기도 한다.

주의분산-회피적 방식이란 문제가 되는 상황으로부터 피하려 하고 좋지 않은 기분을 느끼지 않기 위해서 신경을 다른 곳으로 돌리는 것이다. 예를 들어, 아침에 남편이 잔소리를 심하게 하여 몹시 기분이 상했다. 생각을 하면 할수록 기분이 더 나빠지고 분한 느낌이 든다. 그럴 때 '기분 나빠하면 뭐해. 나만 손해지.'라고 생각하며 청소나 운동 등 다른 일에 집중하여 아침의 그 일을 생각하지 않으려고 하는 것이다. 혹은 친구들 모임에서 서로 상처를 주는 나쁜 말들이 오고가서 기분이 상했다. 친구들끼리 누가 잘했니, 누가 잘못했니 의견이 분분하다. 그럴 때 거기에 그대로 있으면 기분이 더 안 좋아질 것 같아 그냥 먼저 일어나 집으로 돌아온다. 이것도 주의분산-회피적 정서조절 방식이라고 할 수 있다.

마지막으로 주관적 내적 재해석 방식이란, 기분을 상하게 한 그 상황을 나름대로 다른 방식으로 생각하고 해석해 보거나 혹은 다른 사람이나 다른 상황과 비교해 보며 스스로를 위로하는 것이다. 예를 들어, 며느리가 나를 무시했다고 생각되어 기분이 언짢다. 이때 '걔가 뭐 나쁜 마음으로 그랬겠어. 어쩌다 보니 실수를 한 것이겠지.' 혹은 '아직 어려서 철이 없으니까 그럴 수도 있지. 나이 들면 나아질 거야. 나도 젊었을 때는 시어머니께 실수도 많이 했잖아' 혹은 '다들 그러고 살잖아. 그래도 나는 자식들이랑 함께 살고 손자손녀들도 매일 보고. 다른 노인네들에 비하면 행복한 편이지. 이런 걸로 섭섭해하면 안 되지.' 라고 생각한다.

이처럼 나쁜 기분이나 정서를 느낄 때 사람들이 그것으로부터 벗어나는 방법은 여러 가지다. 물론 어떤 조절 방식을 사용할 것인지는 우선 '슬픈 것인가 화가 난 것인가 두려운 것인가, 무엇 때문에 기분이 나빠졌는가, 그것을 해결하는 것이 가능한 것인가?'에 따라 달라진다. 즉, 어떤 경우는 직접적으로 문제를 해결하는 긍정적 방법이 효과적일 수 있는 반면, 문제를 해결할 수 없는 경우도 있고, 이럴 때는 지지추구적 방법이나 주의분산-회피적 방법이 더 효과적일 수도 있다. 예를 들어, 늦은 밤에 혼자 집에 있는데 집안에서 이상한 소리가 나는 것 같다고 느꼈다면, 어디서 소리가 나는 것인지 살펴보거나 아니면 다른 가족에게 전화를 걸어 빨리 들어오라고 할 것이다. 이처럼 불안을 느낄 때는 대부분 능동적 방법을 사용한다. 하지만 슬픔을 느끼는 경우는 다른 사람들에게 자신의 기분을 이야기하고 위로받으려 하는 지지추구적 방식을 가장 많이 사용한다.

앞서 나이 들면서 정서를 조절하는 방식에 나타나는 변화를 살펴보았다. 그렇다면 남자와 여자가 정서를 조절하는 방식에는 차이가 있을까? 대체로 남자는 여자보다 능동적 문제해결 방법을 더 많이 사용하는 반면, 여자는 남자보다 지지추구방식이나 주의분산-회피적 방식을 더 많이 사용한다. 남자는 여자보다 신체적으로 더 강하며, 사회적 문제 상황에서 그 문제를 해결하도록 더 많이 훈련되어 있으므로 일차적으로 문제를 해결하려는 능동적 방식을 사용하는 것이다. 여자들이 남자들보다 지지추구적 방식을 더 많이 사용하는 이유는 여자들은 자매, 친구 등과 더 가까운 관계를 맺고 있으며 다른 사람에게 자신의 문제를 이야기하는 것에 더 익숙하기 때문이다. 반면 남자들의 경우는 다른 사람에게 자신의 감정을 이야기하거나 하소연하는 등의 행동은 남자답지 못하다는 교육을 받아 왔다. 그래서 웬만하면 다른 사람에게 자신의 기분을 드러내지 않으려 한다.

노인이 되면 젊은 시절보다 정서를 잘 통제하게 될까? 대부분의 심리학자들은 그렇다고 생각한다. 어떤 연구자는 일차통제와 이차통제로 나눠서 정서조절과 대처를 연구했는데 '일차통제primary control'란 바깥세상을 자신이 원하는 방식으로 변화시켜서 자신의 목표를 달성하고자 하는 것이다. 위의 예에서 볼 때 버릇없고 노인을 무시하는 젊은이를 꾸지람하거나 벌을 주어 그 버릇을 고치려고 하는 경우가 이에 해당하며, 이는 가장 직접적인 해결 방법이다. 하지만 이것이 여의치 않을 때가 있다. 매스컴에서 보도하는 요즘 청소년들의 무섭고 험한 비행을 접하게 되면 아무리 그 아이들이 마음에 들지 않아도 혼낼 엄두를 내지 못하기도 한다. 이처럼 일차통제를 사용하기 어려운 경우에 우리는 '이차통제secondary control'를 사용한다. 이차통제란 바깥세상을 변화시킬 수 없을 때 자신의 감정을 다스리거나 우선순위나 목표를 조절함으로써 통제감을 유지하려고 하는 것이다. 연구에 따르면, 노년기에 접어들수록 일차통제는 감소하고 이차통제는 증가한다. 즉, 노화로 인해 일차통제를 할 수 있는 능력이 감소하므로 직접적으로 바깥세상을 변화시키려고 하기보다는 자신을 변화시키는 것이 쉬워진다. 에너지를 들여서 힘들게 다른 사람들이나 환경 자체를 바꿔 보려고 하는 것이 아니라 자신의 생각과 태도를 바꾸는 내적 전략을 사용하게 된다. 즉, 나이가 들수록 불편한 상황에 부딪혔을 때, 에너지를 들여 일차적으로 환경을 변화시키려 하기 보다는 자신의 내적인 생각과 태도를 바꿈으로써 부정적인 정서를 덜 느끼고 동요하지 않으려고 하기 때문이다. 결론적으로 이야기하면 나이가 들면 자신의 정서를 조절하는 능력이 향상되고 그러한 조절의 결과로 노인들은 부정적인 정서를 덜 경험하게 된다.

4. 노년기 정서이론

앞서 이야기했듯이, 정서경험은 주관적 안녕감과 직결된다. 따라서 주관적 안녕감을 높이기 위해서는, 즉 행복해지기 위해서는 좋은 정서를 많이 경험하고 나쁜 정서를 적게 경험해야 한다. 뿐만 아니라 나쁜 정서를 경험할 때 그것으로부터 빨리 벗어나려는 정서조절이 필요하다. 특히 노인이 되면 어느 연령대보다 정서조절의 역할이 더욱 중요해지는데, 노인은 젊은 사람과는 다른 방식으로 정서를 조절하여 최상의 정서적 상태가 되고자 한다. 최상의 정서적 상태란 앞에서도 말했듯이, 부정적 정서경험(나쁜 정서경험)은 되도록 피하고 긍정적 정서경험(좋은 정서경험)을 많이 느끼는 상태를 말한다. 그런데 노인들은 이렇게 되기 위해서 부정적 정서를 적게 일으키고 긍정적 정서를 많이 느끼게 해주는 상황이나 환경을 스스로 선택하는데 이것이 바로 사회정서적 선택이론의 핵심이다. 칼스텐슨Carstensen이 처음으로 주장한 사회정서적 선택이론socioemotional selectivity theory에서는 사람들은 나이 들수록 사람들과의 사회적 상호작용을 스스로 선택함으로써 자신이 경험하는 정서를 조절한다고 본다.

인생을 살아가면서 사람들이 갖는 목표는 여러 가지가 있다. 젊은 시절 자신의 목표는 무엇이었는지, 또 지금 나에게 가장 중요한 목표는 무엇인지 한번 생각해 보자. 젊은 시절에는 직장에서 성공하고 새로운 것을 배우고 많은 정보를 얻고, 높은 자리에 오르는 것이 중요하지만 나이가 들면 성공이나 성취보다는 정서적으로 좋은 상태를 이루는 것이 가장 중요한 목표가 된다. 즉, 나이가 들면 '뭐니 뭐니 해도 마음 편한 게 최고' 가 되는 것이다. 그런데 정서적으로 편안해지기 위해서는 사람들과의 사회적 상호작용을 조절할 필요가 있다. 자신의 기분을 좋게 해줄 사람과는 만남을 유지하고 자신을 기분 나쁘게 할 가능성이 있는 사람과는 되도록이면 만나지 않아야 한다. 따라서 노인이 되면 자신과 친한 사람, 자신과 잘 맞는 사람, 자신과 오랫동안 알고 지내 자신을 잘 이해해 주는 사람, 자신에게 좋은 말과 칭찬으로 내 기분을 좋게 해줄 사람만을 만나고 그렇지 않은 사람과는 점점 멀어지게 되어 결국은 만나는 사람의 수가 줄어들게 되는 것이다. 또 일을 하더라도 보수보다는 마음이 편한 일을 하려 하고, 대하기 어려운 사람보다는 자신과 가깝고 함께 있으면 편안한 사람들과 시간을 보내려 한다. 부부싸움은 되도록이면 피하고 자존심을 상하게 하거나 자신을 불쾌하게 만드는 모임에는 나가지 않는다. 예를 들어 보자. 젊은 시절에는 억지로 동창회에 나갔다. 성공한 동창들이 잘난 척하는 것이 보기 싫더라도 여러 분야에 있는 친구들을 만나 새로운 소식과 정보도 얻고 그들에게 도움을 청할 수 있었기 때문이다. 하지만 나이가 들어서 동창회에 나갔더니 잘난 척하는 친구들, 자식자랑을 늘어놓는 친구들 때문에 속이 상하고 기분이 안 좋아져서 '이제 동창회에 안 나가야겠다.' 라고 결심한다. 속으로는 '내가 뭐 아쉬운 게 있어서 잘난 척 하는 걸 보면서 기분을 망쳐? 안 보면 그만이지.' 라고 생각한다. 이것이 바로 자신의 정서적 평안과 즐거움을 위해서 사회적 관계를 정리하고 선택하는 것이다. 그래서 나이가 들면 젊은 시절 이래저래 알던 대부분의 사람들과의 관계는 정리하고 소수의 사람들과만 친밀한 관계를 유지하게 되는 것이 보통이다.

스스로 사회적 관계를 정리하고 선택하는 이러한 현상은 왜 나타나는 것일까? 나이 때문일까? 단순히 나이가 들었기 때문이 아니라 자신에게 남은 시간이 얼마 남지 않았다는 생각이 들게 되면 누구나 이런 선택을 한다. 예를 들어, 불치병에 걸려 몇 달 밖에 살지 못한다는 선고를 받은 20대의 청년이 있다고 생각해 보자. 남은 시간 동안 이 청년은 무엇을 하기를 원할까? 좋은 직장에 취직해서 일을 하는 것? 학원에 가서 영어회화를 배워 실력을 높이는 것? 아닐 것이다. 가족이나 친한 친구들과 지내면서 편안한 시간을 보내고 싶어할 것이다. 나이가 들면 당연히 살아온 시간보다 앞으로 살 수 있는 시간이 더 적다고 생각하게 되어 가깝고 편한 사람들과 좋은 시간을 보내는 것을 더 원하게 된다. 그래서 종종 노인들이 이런 말을 하는 것을 들을 수 있다. "좋은 사람들과 즐거운 얘기를 하고 맛있는 음식을 먹으며 웃고 지내기에도 시간이 모자라는데 싫은 사람까지 만날 이유가 없지."

5. 노년기 정서문제

노인이 되었다고 해서 반드시 신체적, 심리적으로 질병을 갖지는 않는다. 젊은이 못지않은 건강한 신체와 정신을 가진 노인이 있는가 하

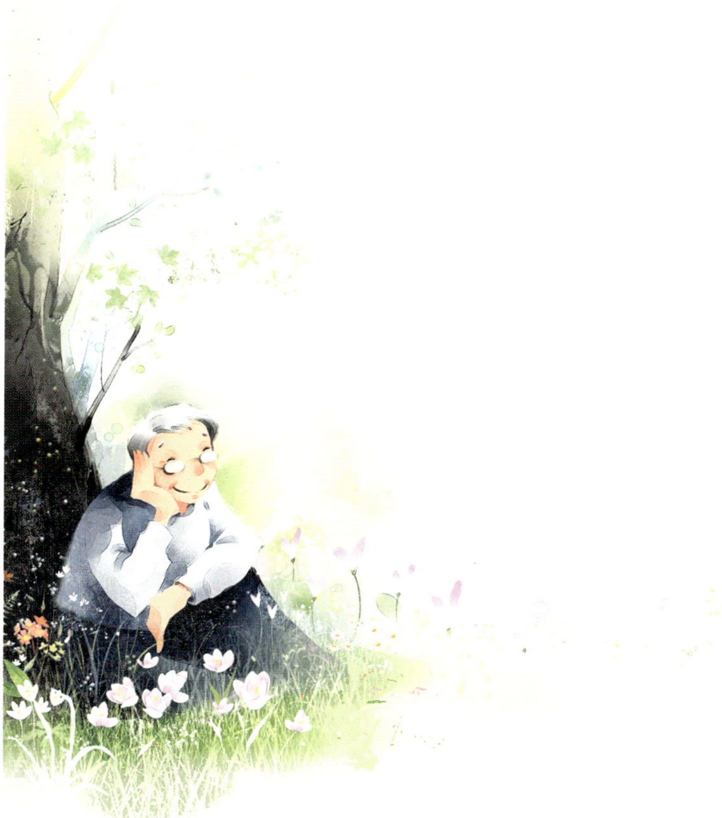

면, 80대와 같은 신체와 정신을 가진 20대도 있을 수 있다. 그럼에도 불구하고 보편적으로 많은 노인들이 겪고 있는 몇 가지 질환들이 있다. 노인들은 이것 때문에 힘들어하고, 행복감이 줄어들고 결국에는 병원을 찾게 된다. 여기서는 노인들이 경험하는 흔한 질환 중에서 정서 문제와 관련된 질환들을 살펴보자.

1) 노년기 질환과 정서

(1) 뇌 손상과 정서변화

만약 노화나 질병, 사고로 인해 뇌의 어떤 부위가 손상을 입는다면 정서경험이나 정서표현, 정서조절 능력이 변할 수 있다. 그리고 이러한 변화는 삶의 질에 큰 영향을 미친다. 전반적으로 볼 때 나이가 들면 정서적으로 활기가 떨어진다는 주장이 있다. 이것은 뇌의 신경조직에서 생화학적 변화가 일어나기 때문이다. 뿐만 아니라 자율신경계의 반응성이 떨어져서 각성이 지나치게 낮아진다. 하지만 일단 심하게 긴장하거나 흥분하게 되면 정상으로 되돌아오는 데도 시간이 오래 걸린다. 나이가 들면 불같이 화를 내는 일은 드물지만 그렇게 화가 난다면 여간해서는 마음을 가라앉히기가 힘들어진다.

뇌의 한 부분인 전두엽이 손상되면 인지적 결함이 생기지만 정서적 장애도 생긴다. 자제력이 없어지고 짜증이 많아지며 화를 잘 내게 되는데 이것을 전두엽 증상이라고 한다. 자연스러운 노화 때문에 전두엽이 손상된 경우는 비교적 가벼운 행동상의 문제가 나타나는데 즉, 말을 자제하지 못하고 매우 수다스러워지거나, 전에 들었던 이야기를 자꾸 되풀이하며 지나치게 자질구레한 이야기를 계속해서 늘어놓기도 한다. 노인 중에 작은 소리로 말해야 할 곳에서 큰 소리로 이야기하거나, 조심하지 않고 아무 말이나 거리낌 없이 하거나, 다른 사람들이 관심을 보이지 않고 지루해 하는데도 계속해서 자기 말만 한없이 하는 사람들은 가벼운 전두엽 손상 때문일 수 있다.

반면에 전두엽이 많이 손상된 경우는 이보다 더 심한 증세를 보인다. 사회적 자제력이 완전히 상실되어 부적절한 행동을 참지 못하거나 욕과 같은 상스런 말을 내뱉기도 하고 완전히 딴 사람이 된 것처럼 성격이 변하기도 한다.

뇌는 오른쪽 뇌와 왼쪽 뇌로 이뤄져 있는데 오른쪽 뇌와 왼쪽 뇌는 다른 감정을 담당한다고 알려져 있다. 오른쪽 뇌는 분노, 슬픔, 불안과 같은 부정적 정서를 담당하고 왼쪽 뇌는 기쁨, 즐거움과 같은 긍정적 정서를 담당한다. 따라서 오른쪽 뇌가 손상된 사람은 점점 더 큰소리로 이야기하는 반면, 왼쪽 뇌가 손상된 사람은 점점 더 말수가 줄어들 수 있다.

그 외에도 노인성 질환으로 알려진 파킨슨씨병도 감정의 변화를 동반하는데 파킨슨씨병이 많이 진행되면 얼굴의 표정이 없어져서 무표정한 것처럼 보이기도 하고 우울 증상을 보이기도 한다. 또한 기분 변화가 심해져서 우울한 기분과 들뜬 기분이 하루에도 여러 번 번갈아 반복된다.

(2) 불안장애

불안이란 불안감, 신경증, 긴장감, 미래에 대한 불확실성 등을 모두 포함한다. 불안장애를 가진 노인은 불안하거나 고집이 세며 불안정한 성격을 보인다. 의사가 심각할 정도라고 말할 수 있는 불안장애를 가진 노인은 적은 편이지만, 일단 불안장애를 갖게 된 노인은 이것이 몸을 더욱 쇠약하게 만들 수 있다. 특히 불안장애를 질병이 아닌 노화의 결과로 여길 때에는 정확한 진단과 적절한 치료를 받을 수 없어 더욱 나쁜 결과를 가져온다.

범불안장애를 가진 노인은 강도를 만나거나 노상에서 강탈당하는 것을 두려워한다. 따라서 집을 벗어나지 않으려 하거나 수십 개의 자물쇠를 가지고 다니면서 점검을 하기도 한다. 공포장애는 불안장애 중 노인에게서 가장 자주 나타나는 장애다. 공포장애는 약 4~8%의 노인에게서 발생하지만 증상은 젊은 사람보다는 덜 심한 편이다. 하지만 큰 사건이나 사고를 겪은 후에 불안을 느끼게 되는 외상후 스트레스 장애는 노인이 젊은이보다 신체적으로 더 쇠약하므로 그 증상이 훨씬 심각하다. 강박장애는 노년기에 새로이 시작될 수도 있는 장애로서, 특히 노인이 되어 시각과 청각 기능이 떨어지는 것이 강박증으로 이어질 수 있다. 노인이 되면 강박증, 완벽주의, 엄격함, 인색함 등이 더 심해지는 경향이 있어 사물을 계속해서 확인하고, 융통성이 없고, 고집이 세진다.

(3) 노년기 우울증

우울증은 노년기에 가장 많이 나타나는 정신적 질환이다. 우울 증상을 보이는 노인은 전체 노인 인구의 약 15% 정도로 보고되고 있지만, 우울증 진단 기준에 따라 조사를 하면, 65세 이상 노인이 주요 우울장애를 갖게 될 확률은 1%에 불과하다. 이처럼 노인의 우울증 유병률이 낮게 측정되는 첫 번째 이유는 노인들이 정신과적 증상을 표현하는 것을 꺼려하기 때문이다. 정신과적 질병에 대한 편견 때문에 문제가 있어도 그것을 숨긴다. 즉, 노인들은 젊은 세대보다 정신과적 질병이나 정신과 진료에 대해 더 부정적이다. '누가 정신과를 갔다.', '누구는 정신과에서 준 약을 먹는다.', '누구는 상담을 받는다.' 라는 것을 부정적으로 보기 때문에 자신이 문제가 있어도 정신과를 찾아가려고 하지 않으며 증상을 숨긴다. 두 번째로 노인들은 우울이라는 정서적 문제를 신체적 증상으로 바꿔 표현하는 경향이 있다. 예를 들어, 우울증 때문에 식욕이 떨어지고 체중이 주는 것을 단지 '소화가 잘 안 된다' 거나 '나이가 들어 잠이 줄었다.' 는 식으로 말하는 경우가 많다. 세 번째, 우울증을 정상적인 노화과정의 일부로 생각하는 잘못된 인식 때문이다. 즉, '나이가 들면 다 그렇지 뭐, 노인이 기분 좋을 일이 뭐 있나?', '나이 들어 우울해지는 것은 정상이야.' 하고 생각하기 때문에 우울증을 문제로 여기지 않는다. 이것은 치매와는 대조적인데, 치매의 경우는 가족을 비롯한 주변 사람이 겪는 고통과 피해가 크기 때문에 문제를 해결하기 위해 즉, 치료를 하려고 적극적으로 노력하는 반면, 우울증은 주변 사람에게 불편을 주지 않기 때문에 그렇게 대수롭게 여기지 않고 따라서 치료기관을 찾는 경우가 드물다. 요약하자면, 노인은 젊은이보다 일반적으로 더 우울하지만, 노인 우울은 나이가 들어감에 따라 정상적으로 생기는 것이라 생각하기 때문에 대수롭지 않게 여기는 경향이 있다.

노년기에 나타나는 우울증도 인생의 다른 시기에 나타나는 우울증과 크게 다르지 않지만 노인은 우울증이 생길만한 일들을 더 자주 겪게 되는 것이 사실이다. 인생의 후반기에는 노화로 인해서 자아존중감이 상실되고 노인부양 문제로 가족간의 갈등이 많아지고, 가까운 사람이나 배우자의 사망, 실직이나 은퇴 등 힘든 사건들을 많이 경험하게 된다. 한 조사에 따르면 남성보다는 여성, 이혼이나 별거 중인 사람, 가까운 주변 사람이 사망한 경우, 경제적으로 어렵거나 사회적으로 낮은 계층인 경우, 어려운 일이 생겼을 때 위로해 주고 힘을 줄 수 있는 친한 친구나 동료가 없는 경우, 교육수준이 낮은 경우, 예상하지 못한 불행한 사건이 최근에 발생한 경우 등에 우울증이 생기기 쉽다. 또한 심각한 내과적 질병, 신경학적 질환과 내분비질환, 만성폐쇄성폐질환, 심근경색증, 악성종양 등 다양한 질환들도 우울증을 유발한다. 하지만 아동기나 청년기 우울증과는 다르게 노년기 우울증은 유전적 요인과는 거의 관계가 없다.

그렇다면 어떤 경우에 우울증을 의심해 보아야 할까? 노년기 우울증의 증상은 다음과 같다.

우울증의 증상

• **우울한 기분** 우울하고 슬픈 기분이 든다. 특별히 나쁜 일이 있어서 우울한 것이 아니며, 상황이 좋아져도 기분이 나아지지 않는다. 거의 항상 우울하며, 아침에 기분이 더 저조한 편이다.

• **흥미의 상실** 이전에는 재미있었던 활동이 더 이상 흥미롭지 않고, 인생에서 즐거운 일이 없는 것처럼 느껴진다. 모든 일에 심드렁하고 가족이나 친구들과의 관계를 피하고, 활동을 거의 하지 않는다. 친구들 모임에도 나가지 않고 어울리는 것도 귀찮아 집에만 머물며 아무 일도 하지 않고 지내는 시간이 많아진다.

• **활력의 감소와 피로감** 계속해서 피로감을 느끼고 활력이 떨어진다. 무엇인가를 해야겠다는 의욕도 사라지고 생각이 둔해지고 판단력도 흐려진다. 신체 움직임이 느려져서 걸음도 천천히 걷는다. 말을 느리게 하고 말의 높낮이가 없이 단조로워지며 말수도 적어진다. 자주 초조해하기도 하는데 즉, 한 자리에 가만히 앉아 있지 못하고, 안절부절 못하며 이리저리 왔다 갔다 하고, 손발을 흔들며 무엇인가를 집었다 놓았다 한다. 주변에서 볼 때 어딘가에 정신을 빼놓은 듯 산만해 보인다.

• **주의 집중력의 감소** 공을 들여 노력해야만 하는 일에 주의집중을 하기가 어렵다. 기억력이 감퇴하며 우유부단해진다.

• **자존감과 자신감의 감소** 자기 자신을 부정적으로 생각하게 된다. 어렵지 않은 일도 자신이 해낼 수 없을 것 같다고 느낀다.

• **죄책감과 무가치감** 자신을 나쁜 사람 혹은 무가치한 사람으로 생각한다. 나쁜 일이 생기면 그것을 자기 탓이라고 생각하고 자책한다.

• **미래에 대한 비관적 견해** 미래도 현재처럼 즐거움과 희망이 없을 것이라고 생각한다. 지금보다 더 나아지지 않을 것이라고 생각하며 무력감과 절망감을 느낀다.

• **자해, 자살 충동이나 자살 행동** 현재의 고통과 어려움을 끝낼 수 있는 방법은 자살밖에 없다고 생각하게 된다. 따라서 자해를 하거나 자살 기도를 하기도 한다.

• **수면장애** 잠들기 어렵고, 깊이 잠들지 못하고, 도중에 자주 깨고, 새벽에 깨어 더 이상 잠들지 못한다. 평소보다 두 시간 이상 일찍 깨어 더 자고 싶어도 더 이상 잠들지 못한다면 심한 우울증일 가능성이 높다.

• **식욕의 감퇴** 식욕이 없거나 식사량이 줄어들고 체중이 감소하기도 한다.

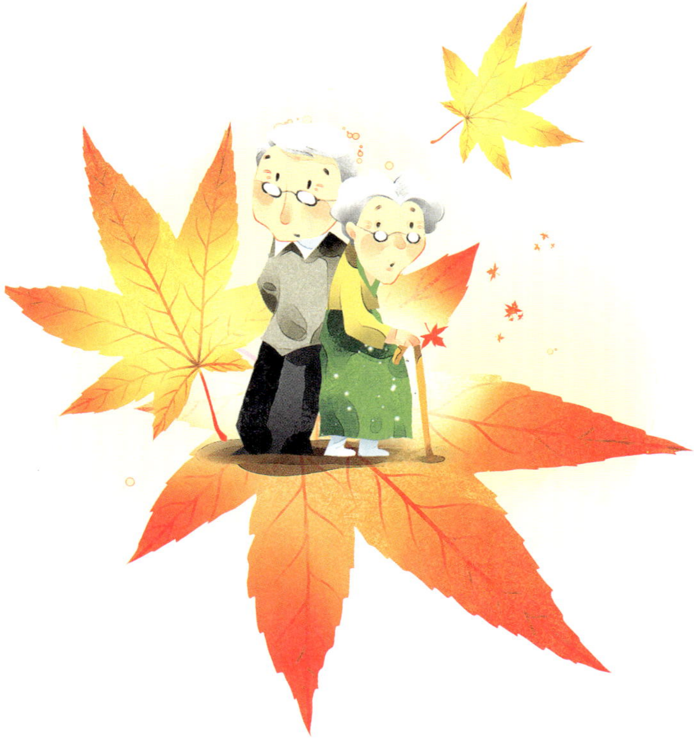

이미 알려져 있듯이 우울증은 높은 자살률로 연결되기 때문에 더욱 위험한 질병이다. 특히 우리나라는 경제개발협력기구 OECD 국가 중 자살률이 가장 높다고 알려져 있다. 하지만 앞서 말했듯이 65세 이상의 노인은 정신과 병원이나 심리상담소를 잘 이용하지 않기 때문에 우울증의 빈도나 자살률을 적절히 평가하기는 어려운 형편이다.

우울증과 기분장애를 보이는 사람들은 자살의 위험이 높으므로 치료와 보호가 중요하다. 자살을 시도하는 대부분의 사람들은 죽기 몇 달 전에 일반적으로 의사를 찾아가는 경향이 있다. 즉, 문제를 느끼고 도움을 구하려 하지만 자신이 힘들어하는 것을 분명하게 표현하지 못한다. 노인의 경우에도 자살을 하기 전에 가족이나 친구에게 자신의 자살 의사를 미리 표현하므로 주의 깊게 관찰하면 자살사고를 예방할 수 있다. 특히나 노인의 경우는 청소년이나 젊은 성인과는 달리 자살을 계획하면 성공확률이 높은 편이어서 노인 우울증은 자살로 쉽게 연결되므로 더 많은 관심을 가져야만 한다. 부록 II에 우울을 측정하는 검사가 있다. 각 문항에 자신이 해당되는지를 체크해 보자.

만약 자신의 우울 증상의 수준이 높게 나타난 경우는 어떻게 해야 할까? 우선 병원이나 상담소를 방문하거나 주변 사람들에게 알리고 도움을 청한다. 앞에서도 말했듯이 노인이 된다고 반드시 우울해지는 것은 아니므로, 우울한 증상을 가벼이 여겨서는 안 되며, 심각한 우울은 질병이므로 치료와 주변 사람들의 도움이 필요하다. 특히 노년기 우울증은 신체적, 심리적, 사회적 요인이 복합적으로 작용한 결과이므로 치료도 여러 방면에서 복합적으로 이루어져야 한다. 노인의 경우 신체적, 건강상의 문제가 우울증의 원인에 큰 몫을 하므로 우선 의학적 검진을 통해 신체적 질병과 우울증이 관계가 있는 것은 아닌지 살펴봐야 한다.

물론 우울증을 치료하기 위해서 약물을 복용하거나 심하면 전기경련치료를 하기도 하지만 심리상담을 통해서 인지행동치료를 하는 것이 재발도 잘 안 되며 훨씬 효과적이라고 알려져 있다. 인지행동치료란 우울증을 불러일으키는 부정적 사고가 무엇인지 알아내어 사고를 바꿔 주고 우울증에서 벗어나려는 행동을 강화해주는 것이다. 우울증에 걸린 사람들 대부분은 우울증이 아닌 사람들과 비교해 볼 때 생각하는 것이 좀 다르다. 예를 들어, 버스를 잘못 타서 고생을 하고 약속 시간에도 늦어서 친구들로부터 핀잔을 들었다고 생각해 보자. 우울한 할머니는 '내가 늙어서 이제는 버스도 제대로 못 타는구나. 그러니 늙으면 빨리 죽어야 하는데 다른 사람들한테 피해만 입히고 … 저 사람들이 나를 얼마나 한심하게 생각할까? 다시는 나랑 놀려고 하지도 않겠군. 앞으로는 밖으로 다니지 말고 집에만 있어야겠네. 이제 내 인생은 끝이 났구나. 아무런 희망도 없어.' 라고 생각한다. 모두가 이렇게 생각할까? 그렇지 않다. 우울하지 않은 할머니는 이렇게 말한다. '내가 오늘 잠깐 실수하는 통에 버스를 잘못 탔지 뭐야. 늦었다고 너무 잔소리들 하지 마. 당신들도 깜빡깜빡하잖아. 늘 그런 것도 아닌데. 다음부터는 정신 바짝 차릴 테니까 이런 일은 다시없을 거야.'

2) 노년기 정서건강을 위한 지침

지금까지 정서와 관련된 노년기 질환들에 대해 이야기했다. 그렇다면 노년기에 이러한 질환에 걸리지 않고 건강한 정서생활을 유지하기 위해서는 어떤 점에 유의해야 하는가? 비록 현재 노년기 질환을 앓고 있지 않고 우울 증상이 그다지 높지 않더라도, 우울증을 비롯한 노년기 정서질환을 예방하기 위해서는 평소에 꾸준히 노력하는 것이 중요하다. 전문가들은 노년기 정서질환을 예방하기 위해서는 다음과 같은 사항들을 지키라고 조언한다.

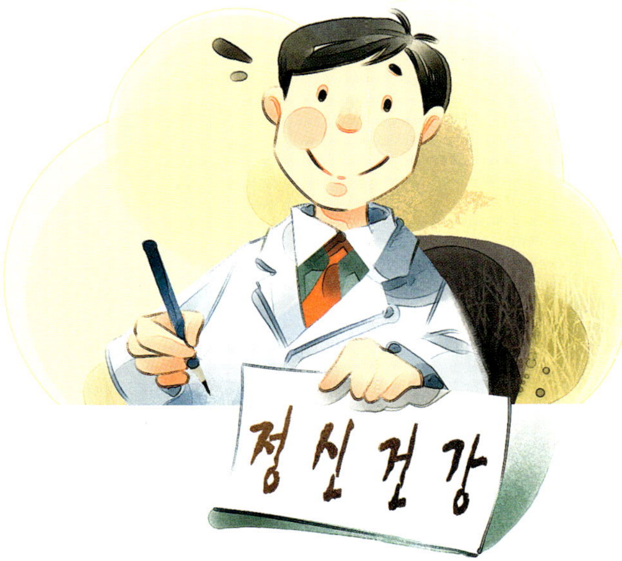

(1) 신체적 건강 유지

무엇보다도 신체적 건강을 유지해야 한다. '건강한 신체에 건강한 정신' 이라는 말을 들어본 적이 있을 것이다. 특히 노인이 겪게 되는 많은 정신적 문제, 정서적 문제들은 신체적 문제에서 시작되는 경우가 많다. 특히 뇌질환들은 정서장애와 직접적으로 관련된다. 따라서 건강한 신체를 유지하는 것이 무엇보다 중요하다.

이를 위해, 별다른 일이 없더라도 하루에 한 번씩은 집 밖으로 나가도록 하며 오랜 시간 집에만 머물러 있지 않는다. 산책을 해도 좋고 가게나 가까운 곳으로 물건을 사러 가도 좋다. 아침마다 출근 하던 남편이 직장에서 은퇴를 한 후에 집 안에만 지내면서 말수가 적어지고 표정도 밝지 않으며 우울해지는 경우가 있다. 이렇게 되지 않기 위해서는 집 안에 있는 시간을 줄이고 의무적으로 외출해야 한다.

또한 규칙적인 식사와 운동을 한다. 직장이나 정해진 일이 없는 사람은 생활이 불규칙하기가 쉽다. 자는 시간도, 먹는 시간도 불규칙하고 몸도 거의 움직이지 않게 된다. 그러나 정서장애, 특히 우울증에 걸리지 않기 위해서는 몸을 건강하게 하는 것이 우선되어야 하므로 젊은 시절 직장을 다닐 때와 마찬가지로 규칙적인 생활을 하는 것이 좋다.

특히 우울증 예방을 위해서는 햇볕을 많이 쬐는 것이 좋다. 우울증은 일조량과 관련이 있다. 그래서 사람들이 보통 햇볕의 양이 줄어드는 겨울에는 우울해지고 햇볕의 양이 많아지는 여름에는 유쾌해지는 것이다. 하루에 적어도 30분 이상 양지바른 곳에서 햇볕을 쬐는 것이 건강에 좋다.

(2) 사회활동 참여

운동, 영화, 종교생활과 같은 사회활동과 취미생활을 한다. 평생 동안 일하던 직장에서 은퇴하고 일선에서 물러나게 된 것은 분명히 상실감을 주고 뭔가 허전한 마음이 들게 한다. 하지만 이것을 좀 다르게 생각해 보자. '이제야말로 그동안 내가 하고 싶었던 일들을 마음껏 할 수 있는 시간이 생겼네'. 하고 말이다. 건강을 위해 등산과 산책도 많이 하고 교회, 성당, 절에 가서 종교 봉사활동도 열심히 하고, 경로우

대가 되는 많은 시설들에 가서 문화생활도 즐길 수 있다. 노인대학이나 노인복지회관에 가서 다양한 프로그램을 배우며 자신에게 맞는 취미를 찾아보는 것도 좋다. 젊은 시절부터 가지고 있던 취미가 있었던 사람도 있을 것이고, 젊은 시절에는 즐겼지만 나이가 들어 더 이상 못하게 된 취미도 있다. 젊은 시절에는 테니스를 아주 좋아하던 사람도 보통 나이가 들면 신체적으로 무리가 되므로 더이상 테니스를 즐길 수 없게 된다. 또 오랫동안 눈을 써서 컴퓨터 화면을 들여다보거나 작은 글씨의 책을 읽는 것은 어려워진다. 그렇다면 생의 후반부를 즐겁게 만들어 줄 수 있는 자신의 능력과 취향에 맞는 새로운 취미활동을 찾아야 한다.

취미활동이 아니더라도 다른 사람과 함께 지내는 시간을 많이 가져야 한다. 대부분 우울증은 좋지 않은 일들이 생겼을 때 생긴다. 배우자나 가까운 친구가 사망했다거나 큰 질병에 걸렸을 때 등이 그것이다. 그런데 이러한 경우에도 마음을 털어놓을 수 있는 가족이나 친한 사람이 곁에 있어 지금 내가 얼마나 힘든지에 대해 솔직하게 이야기하고 위로받을 수 있는 사람은 좀처럼 우울증에 걸리지 않는다. 다른 사람들의 지원과 지지가 무척 중요하기 때문에 친한 사람이 없는 외톨이는 우울증에 걸리기 쉽다. 가족이나 오래된 친구면 제일 좋겠지만 새로 사귄 친구여도 된다. 그 사람들과 마음을 터놓고 서로서로 위로와 격려를 아끼지 말자.

(3) 적극적인 태도

내가 문제가 있다고 생각될 때 내버려 두면 저절로 증세가 좋아질 것이라고 생각하지 말자. 노년기 정서장애들은 노인이 되면 자연스럽게 생기는 것이 아니라 질병이다. 이것을 병으로 인식하고 치료하려는 의지를 가져야만 한다.

또한 말없이 참지 않아야 한다. 앞에서 이야기하기를 노인은 젊은 사람보다 자신의 정서를 잘 조절한다고 했다. 화나는 일이 있더라도 웬만하면 참는다. 하지만 자식들에게 섭섭한 일이 있을 때 계속 참기만 하는 것은 서로에게 좋지 않다. 얘기하지 않으면 아무도 내가 어떤 기분인지, 어떤 상태인지 모른다. 내가 지금 기분이 어떤지 어떻게 느끼고 있는지 어떻게 해주었으면 좋겠는지 솔직하게 이야기해 상대방이 알 수 있도록 해야 한다. 하지만 이때 지나치게 흥분해서 화를 낸다거나 마구 서럽게 우는 것은 오히려 부작용을 가져올 수 있으므로 가능한 한 이성적으로 자신의 심정을 전달해야 한다. 그리고 스트레스를 줄이기 위해 스스로가 적극적으로 노력해야 한다.

자신에게 스트레스를 주는 사람들을 만나는 것을 줄이고 함께 있을 때 즐겁고 편안한 사람들을 만나자.

(4) 긍정적인 태도

자신이 가지고 있는 부정적인 생각을 그대로 받아들이지 말고 좋은 쪽으로 생각을 바꾸려는 노력이 필요하다. 예를 들어, 나이가 들어 쓸모없는 사람이 되었다는 생각이 들 때마다 노화는 인생의 자연스러운 과정이며 누구나 겪어야 하는 것이고, 노인으로 산다는 것이 의미 없는 것이 아니며 내 인생의 소중한 일부분이라고 생각하도록 하자.

또한 지난날을 회고할 때에도 항상 즐거운 생각을 하도록 하자. 물론 살면서 즐거운 일만 있을 수 없고 불행했던 일, 실망스러운 일, 후회되는 일도 많이 있다. 대체로 사람들은 자꾸만 나빴던 일들을 떠올리게 된다. '그때 내가 그렇게 하지 않았어야 하는건데.', '그때 좀 신중했더라면 지금은 많이 달라졌을 텐데, 아까워.', '생각해볼수록 정말 괘씸하고 화가 나네.' 등의 생각을 많이 한다. 이런 생각보다는 '그때 참 좋았지. 정말 행복했어, 생각해 보니 내 인생도 괜찮았던 것 같군.', '지난번에 내가 처신을 참 잘한 것 같아.', '오랜만에 친구들을 만나서 즐거웠지. 그래 인생은 살 만한 거야.' 와 같이 즐거웠던 기억, 희망적인 생각, 내가 잘할 수 있는 것 등을 많이 생각하는 것이 좋다.

(5) 독립적 태도

자녀에 대한 기대감이나 실망감에 크게 흔들리지 말자. 특히 우리나라는 전통적으로 자식들에게 기대하는 바가 무척 크다. 한국의 노인들은 '잘 늙는다.', '복 노인이다.' 라는 것이 대부분 자식들과 관련되어 있다. 그만큼 자녀들의 성공에 기뻐하고 실패에 가슴 아파하는 것이다. 물론 부모와 자식은 천륜 관계이므로 이것은 어느 정도 당연한 것이다. 하지만 자녀들이 잘되면 내가 성공한 것 같고, 자녀들의 말 한마디에 크게 상처받는다면 나의 주체성은 사라지는 것이다. 내 행복이 모두 자식들 하기에 달려 있다고 생각하는 것은 좋지 않다. 나의 행복은 내가 찾으려고 노력해야 한다. 현재 노인 세대는 자신들이 가장 불행한 세대라고 이야기한다. 자신들은 부모의 기대에 부응하려고 노력했고 부모를 모신 세대지만 지금 그들의 자식 세대는 부모를 공경하거나 효도할 줄 모르니 자신들은 주기만 하고 받을 수는 없는 세대라는 것이다. 이것이 어쩔 수 없는 세상의 변화라면 자식들이 못하는 것을 불평불만하면서 시간을 낭비하기보다는 자식들과는 독립적으로 나의 행복을 추구하라.

독립적인 생활을 위해서는 무엇보다도 경제적인 안정이 중요하다. 따라서 경제적으로 안정된 상태를 유지하도록 노력해야 한다. 경제적으로 불안하고 신변이 안전하지 않다면 불안장애와 같은 정서장애에 걸리기 쉽다. 안전한 주택 환경, 생계와 인간다움을 유지할 수 있는 경제적 능력을 갖추어야 한다.

(6) 좋은 생활습관

잠이 오지 않는 경우 억지로 자려 하지 말고, 산책을 하거나 다른 일을 하자. 특히 우울해지면 수면에 문제가 생기고, 또 오랫동안 숙면을 취하지 못하면 우리 뇌에서 분비되는 호르몬이 제대로 분비되지 않아서 우울증에 걸리기 쉽다. 잠이 오지 않는 경우에 억지로 자려고 하면 오히려 불면증이 되기 쉽다. 잠이 오지 않을 때는 가벼운 몸 움직임을 하여 자연스럽게 잠을 청하는 것이 좋다. 그리고 낮잠을 너무 많이 자게 되면 밤에 잠을 자는 것이 어려우므로 낮 동안에는 가능한 한 낮잠을 길게 자지 않는 것이 좋다.

또한 좋은 자세를 유지하자. 잔뜩 웅크린 자세를 피하고 곧바른 자세를 가지자. 나이가 들면 허리가 아프고 척추에 이상이 오기도 쉬워 자연스레 자세가 굽어진다. 하지만 늘 곧은 자세를 유지해야 자세가 굽는 것도 예방할 수 있고, 심리적으로도 당당해지며 자신감이 생긴다. 앞에서도 이야기했듯이 우울한 사람은 자신감이 없다. 기분이 언짢고 의기소침해질 때 자세를 곧바로 하고 당당하게 걸어보자. 그것만으로도 자신감이 생기는 것을 느낄 수 있을 것이다.

그리고 카페인이 많은 커피와 같은 음식을 피하고 충분한 수분을 취하는 것이 좋다. 나이가 들면 수면의 질이 나빠져서 숙면을 못 이루게 된다. 즉, 깊은 잠을 못 자고 얕은 잠을 자게 되므로 쉽게 깨게 된다. 앞서 얘기했듯이 숙면을 하지 못하면 우울증에 걸리기 쉬우므로 카페인이 많은 음료는 우울증 예방에 도움이 되지 않는다. 커피 대신 물을 많이 마셔 빠져나가는 몸의 수분을 보충해 주는 것이 바람직하다.

노년기에 닥칠 수 있는 심각한 정서적 장애에 대항하기 위해서는 우선 정신 건강 치료에 대한 편견을 버리고 치료에 대한 긍정적인 태도를 가져야 한다. 약간의 약물로 치료될 수 있는 가벼운 정서장애를 병원을 찾지 않고 내버려 두어 심각한 상태가 되고, 심지어 신체적 쇠약과 질병까지 불러오는 경우가 있다. 필요하다고 생각될 때는 전문적인 의료서비스를 적극적으로 찾아야 한다. 또한 일상생활에서 삶에 대해 활발한 흥미를 가지고 자신의 마음을 계속 자극하자.

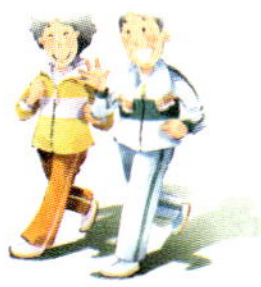

실천해야 할 일

1. 정서 일기를 써 보자. 매일 어떤 종류의 정서를 얼마나 강하게 경험하며, 어떤 일이 있었을 때 그러한 정서를 경험했는지, 그리고 그런 기분을 느꼈을 때 어떻게 했는지 부록 III에 있는 정서 일기장에 써 보자.

2. 부록 II에 있는 노인우울검사를 실시하여 자신과 배우자의 우울 정도가 어느 정도인지 알아본다.

3. 우울 점수가 높게 나왔다면, 최근에 자신과 배우자를 우울하게 만든 사건이 무엇이었는지 생각해 본다.

4. 우울 점수가 심각하게 높게 나왔다면, 상담가나 병원 등의 전문적인 의료서비스를 찾아가 도움을 청한다.

5. 우울증을 예방하기 위해 평소에 다음과 같은 생활습관을 갖는다.

① 규칙적인 식사와 규칙적인 수면하기, ② 규칙적인 활동(운동과 산책)하기, ③ 취미활동과 사회활동하기, ④ 하루에 한 번씩 외출하며 햇볕 쬐기,

⑤ 긍정적으로 생각하기, ⑥ 가족, 친구와의 대화시간 늘리기(멀리 떨어져 있는 가족과 자주 전화통화하기), ⑦ 무조건 참지 말기, ⑧ 스트레스 줄이기, ⑨ 즐겁게 생활하기, ⑩ 자녀에게 지나친 기대를 갖지 말기.

부록 I. MBTI 성격검사

1) 문장 검사

아래 각 문항의 두 개의 문장 중에서 자신에게 자연스럽고, 습관처럼 편안하게 느껴지고, 자주 행동하는 경향과 가깝다고 생각되는 것을 선택하여 주십시오.

1 나는 행동으로 옮기고 나서 생각하는 편이다.
나는 생각하고 나서 행동으로 옮기는 편이다.

2 실제적인 경험을 통해 새로운 사실을 배운다.
일반적인 개념을 통해 새로운 것들을 배운다.

3 상황을 고려하기보다는 객관적인 사실을 우선시한다.
객관적인 사실을 우선시하기보다는 상황을 고려한다.

4 하던 일을 완성하는 것을 좋아한다.
새로운 일을 시작하는 것을 좋아한다.

5 왁자지껄한 분위기를 즐겨 찾는다.
조용한 분위기를 즐겨 찾는다.

6 구체적이고 확실한 일을 하는 것이 가치 있다.
남다르고 특이한 일을 하는 것이 가치 있다.

7 사람들과 만날 때는 그들이 목적이 있기 때문이라고 본다.
사람들이 만날 때는 그들이 친하기 때문이라고 본다.

8 나 자신이나 다른 사람들에게 '~해야 한다' 는 말을 자주 사용한다.
나 자신이나 다른 사람들에게 '~할 수도 있다' 는 말을 자주 사용한다.

9 모임과 같은 사회 활동하는 것을 즐긴다.
혼자 있을 수 있는 개인적인 활동을 즐긴다.

10 일을 할 때 늘 하던 대로 하는 편이다.
일을 할 때 자주 새로운 방식으로 하는 편이다.

11 나의 관심은 어떤 행동이 보편적인 원칙에 맞는지에 관심이 있다.
나의 관심은 어떤 행동이 갖는 개인적인 동기에 관심이 있다.

12 나는 주어진 순서대로 일을 처리하는 편이다.
나는 하고 싶은 순서대로 일을 처리하는 편이다.

13 나의 개인적인 관심사를 이야기하는 데 한나절이면 충분하다.
나의 개인적인 관심사를 이야기하게 될 때까지 많은 시간이 필요하다.

14 나의 의견을 풍요롭게 하기 위해 구체적인 자료에 의존한다.
나의 의견을 풍요롭게 하기 위해 예감과 상상력에 의존한다.

15 나는 짧고 요약된 방식으로 이야기를 나눈다.
나는 사교적이고 친근한 방식으로 이야기를 나눈다.

16 어떤 일에 대해서 일관된 입장을 밝히는 편이다.
어떤 일에 대해서 융통성 있는 입장을 밝히는 편이다.

17 경험한 일을 신속하게 전달하는 편이다.
경험한 일을 신중하게 전달하는 편이다.

18 질서정연하게 의견을 제시하는 편이다.
두루뭉실하게 의견을 제시하는 편이다.

19 사람이나 그들의 생각에 대해 객관적으로 비평한다.
사람이나 그들의 생각에 대해 쉽게 공감한다.

20 빗나가는 토론을 좋아하지 않아 바로잡는 편이다.
토론이 옆길로 새는 것에 크게 마음을 두지 않는 편이다.

21 얼굴을 맞대고 말로 의사 전달하는 편이 낫다.
편지나 메모와 같이 글로 의사 전달하는 편이 낫다.

22 토론을 할 때 구체적인 사례를 언급한다.
토론을 할 때 일반적인 개념을 언급한다.

23 남에게 부탁을 할 때 용건을 미리 밝히는 편이다.
남에게 부탁을 할 때 의례적인 인사를 먼저 하는 편이다.

24 잘 짜여진 일은 나에게 편안함을 준다.
잘 짜여진 일은 나에게 구속감을 준다.

25 새로운 인간관계를 쉽게 시작하는 편이다.
새로운 인간관계를 조심스럽게 시작하는 편이다.

26 나는 사람을 만날 때 그 사람이 가진 조건들을 많이 본다.
나는 사람을 만날 때 그 사람이 나와 맞는지를 많이 본다.

27 나는 사랑한다는 표현을 자제한다.
나는 사랑한다는 표현을 그대로 한다.

28 나는 만나는 사람에 대해서 명확한 역할과 기대를 지니고 있다.
나는 역할이나 기대는 언제나 타협이 가능한 것으로 믿는다.

29 친구들 사이에서 비교적 소식이나 소문에 밝은 편이다.
친구들 사이에서 소식이나 소문을 제일 늦게 듣는 편이다.

30 나는 주변 사람들이 예견할 수 있는 범위에 있기를 바란다.
나는 주변 사람들이 예견하지 못하게 다채롭기를 바란다.

31 누군가에게 충고를 받으면 충고한 내용을 생각한다.
누군가에게 충고를 받으면 충고한 사람을 생각한다.

32 나는 격식이 있는 만남이 좋다.
나는 자유로운 만남이 좋다.

33 나는 주변에 사람이 없을 때에 쉽게 외로워진다.
나는 주변에 대상이 없을 때에 잘 견딘다.

34 사람을 사귈 때 그 사람에 대한 다른 사람들의 의견을 중요하게 듣는 편이다.
사람을 사귈 때 그 사람에 대한 다른 사람들의 의견을 대수롭지 않게 여긴다.

35 주로 공정한 사람이라는 말을 듣는다.
주로 친절한 사람이라는 말을 듣는다.

36 나는 미리 약속을 잡고 사람을 만나는 편이다.
나는 즉흥적인 약속을 잡고 사람을 만나는 편이다.

이번에는 두 개의 형용사 문항 중에서 자신에게 더 가깝다고 생각되는 것에 표시해 주십시오.

2) 형용사 검사

1	드러나는	숨어있는	2	보수적인	독창적인
3	공정한	친절한	4	규칙을 따르는	융통성 있는
5	표현하는	묻어두는	6	하던 대로 하는	새로운 방식으로 하는
7	합리적인	동정적인	8	틀에 박힌	변화하는
9	폭넓은	속 깊은	10	관례적인	독창적인
11	생각하는	느끼는	12	여유 있는	서두르는
13	빠져드는	관망하는	14	상식적인	선견지명 있는
15	강건한	유순한	16	계획적인	즉흥적인
17	소개하는	소개받는	18	사실적인	추상적인
19	납득시키는	감동시키는	20	체계적인	자발적인
21	기운찬	차분한	22	확신하는	이론적인
23	보호하는	존중하는	24	결심하는	충동적인
25	발랄한	침착한	26	사실적인	상상하는
27	정의로운	자비로운	28	정확한	유유자적한
29	말하는	글쓰는	30	제작하는	창작하는
31	분석하는	공감하는	32	영구적인	변화하는

33	사교적인	초연한	34	구체적인	일반적인
35	결심하는	헌신하는	36	규칙적인	느긋한
37	행동하는	생각하는	38	건설하는	발명하는
39	굳건한	부드러운	40	신중한	신속한
41	재빠른	신중한	42	현실적인	도전적인
43	인내하는	용서하는	44	결정적인	적응적인
45	대중적인	사적인	46	실용적인	혁신적인
47	진실한	조화로운	48	목적지향인	개방적인
49	표현적인	보유적인	50	세세한	전체적인
51	보편적인	개인적인	52	완성하는	시작하는
53	알려진	미지의	54	활용가능한	응용가능한
55	단호한	동정적인	56	안정적인	다채로운

MBTI 성격검사 채점 방법

1) 문장 검사 채점판

E	I	S	N	T	F	J	P
1번		2번		3번		4번	
5번		6번		7번		8번	
9번		10번		11번		12번	
13번		14번		15번		16번	
17번		18번		19번		20번	
21번		22번		23번		24번	
25번		26번		27번		28번	
29번		30번		31번		32번	
33번		34번		35번		36번	
E합계: 점	I합계: 점	S합계: 점	N합계: 점	T합계: 점	F합계: 점	J합계: 점	P합계: 점

채점 방법: 채점판에 있는 각 번호는 앞에서 실시한 문장 검사의 번호입니다. 각 번호의 문장 쌍 중 앞의 문항에 표시를 한 경우 앞쪽에, 뒤의 문항에 표시를 한 경우 뒤쪽에 점수를 줍니다. 예를 들어, 1번 문

항에서 '나는 행동하고 난 다음 생각하는 편이다' 에 표시하였다면 E–I 중에서 앞의 E에 표시를 하고, '나는 생각한 다음에 행동하는 편이다' 에 표시하였다면 E–I 중에서 뒤의 I에 표시를 합니다. 이처럼 1번부터 36번까지 모두 채점을 합니다. 각 열의 아래에 몇 개가 해당되는지 더하여 점수를 씁니다. 예를 들어, 다음과 같이 합니다.

E		I
∨	1번	
	5번	∨
	9번	∨
∨	13번	
∨	17번	
	21번	∨
	25번	∨
∨	29번	
	33번	∨
E합계: 4 점		I합계: 5 점

2) 형용사 검사 채점판

E	I	S	N	T	F	J	P
1번		2번		3번		4번	
5번		6번		7번		8번	
9번		10번		11번		12번	
13번		14번		15번		16번	
17번		18번		19번		20번	
21번		22번		23번		24번	
25번		26번		27번		28번	
29번		30번		31번		32번	
33번		34번		35번		36번	
37번		38번		39번		40번	
41번		42번		43번		44번	
45번		46번		47번		48번	
49번		50번		51번		52번	
53번		54번		55번		56번	
E합계: 점	I합계: 점	S합계: 점	N합계: 점	T합계: 점	F합계: 점	J합계: 점	P합계: 점

채점방법: 형용사 검사도 문장검사와 마찬가지로 채점합니다.

3) 최종 검사 결과

	E	I	S	N	T	F	J	P
1) 문장검사 점수								
2) 형용사 점수								
3) 전체 점수(1+2)								
성격유형								

각 지표에 대한 문장 검사 점수와 형용사 검사 점수를 해당 칸에 기입합니다. 문장검사와 형용사검사의 점수를 더하여 전체 점수 칸에 기입합니다. 두 개의 지표 중 높은 점수가 나온 것을 맨 아래 칸에 씁니다.

부록 II. 한국형 노인우울검사

문 항	답 변	
1. 쓸데없는 생각들이 자꾸 떠올라 괴롭다.	예	아니오
2. 아무것도 할 수 없을 것처럼 무기력하게 느껴진다.	예	아니오
3. 안절부절 못하고 초조할 때가 자주 있다.	예	아니오
4. 밖에 나가기보다는 주로 집에 있으려 한다.	예	아니오
5. 앞날에 대해 걱정할 때가 많다.	예	아니오
6. 지금 내가 살아 있다는 것이 참 기쁘다.	예	아니오
7. 인생은 즐거운 것이다.	예	아니오
8. 아침에 기분 좋게 일어난다.	예	아니오
9. 예전처럼 정신이 맑다.	예	아니오
10. 건강에 대해서는 걱정하는 일이 별로 없다.	예	아니오
11. 내 판단력은 여전히 좋다.	예	아니오

12. 내 나이의 다른 사람들 못지않게 건강하다.	예	아니오
13. 사람들과 잘 어울린다.	예	아니오
14. 정말 자신이 없다.	예	아니오
15. 즐겁고 행복하다.	예	아니오
16. 내 기억력은 괜찮은 것 같다.	예	아니오
17. 미쳐버리지나 않을까 걱정된다.	예	아니오
18. 별일 없이 얼굴이 화끈거리고 진땀이 날 때가 있다.	예	아니오
19. 농담을 들어도 재미가 없다.	예	아니오
20. 예전에 좋아하던 일들을 여전히 즐긴다.	예	아니오
21. 기분이 좋은 편이다.	예	아니오
22. 앞날에 대해 희망적으로 느낀다.	예	아니오
23. 사람들이 나를 싫어한다고 느낀다.	예	아니오
24. 나의 잘못에 대하여 항상 나 자신을 탓한다.	예	아니오
25. 전보다 화가 나고 짜증이 날 때가 많다.	예	아니오
26. 전보다 내 모습(외모)이 추해졌다고 생각한다.	예	아니오
27. 어떤 일을 시작하면 예전보다 힘이 많이 든다.	예	아니오
28. 어떤 일을 하든지 곧 피곤해진다.	예	아니오
29. 요즘 몸무게가 많이 줄었다.	예	아니오
30. 이성에 대해 여전히 관심이 있다.	예	아니오

채점방법: 1~5, 14, 17~19, 23~29번은 '예'에 1점.
6~13, 15~16, 20~22, 30번은 '아니오'에 1점.

결과해석: 14~1점은 약한 우울증, 19~21점은 중간 정도의 우울증, 22점 이상은 심한 우울증에 해당된다.

부록 III. 정서 일기

_____년 ___월 ___일 ____요일

1) 오늘 하루 아래의 기분을 얼마나 많이 경험하였는지 괄호 안에 해당하는 숫자를 써보자.

0------1------2------3------4------5------6

전혀 아주 많이

1. 분노( )	2. 죄책감( )	3. 자부심( )
4. 슬픔( )	5. 행복( )	6. 두려움( )
7. 수치심( )	8. 성취감( )	9. 걱정( )
10. 즐거움( )	11. 기쁨( )	12. 만족감( )
13. 짜증( )	14. 좌절감( )	15. 혐오( )
16. 흥미( )	17. 당혹감( )	18. 지루함( )
19. 흥분( )	20. 질투( )	

그 외 느꼈던 기분( )

2) 위의 기분을 느끼게 된 원인은 무엇인가(어떤 일이 있었는가?)

3) 위의 기분을 느꼈을 때 거기에서 벗어나기 위해 어떻게 하였는가?

4) 위의 3)번에서 한 노력이 효과가 있었는가?(기분이 다시 좋아졌는가?)

민경환

서울대학교 문리과대학 심리학과 졸업(학사)
서울대학교 사회과학대학 대학원 졸업(석사)
미국 University of Washington 대학원 졸업(박사)
서울대학교 사회과학대학 심리학과 교수
저서: 『성격심리학』
역서: 『정서심리학』

김민희

서울대학교 사회과학대학 심리학과 졸업(학사)
서울대학교 사회과학대학 대학원 심리학과 졸업(석사)
서울대학교 사회과학대학 대학원 심리학과 졸업(박사)
역서: 『정서심리학』

제3기 인생 길라잡이 시리즈 14

세월과 마음

저자 민경환 · 김민희
기획 최성재

2008년 6월 25일 초판 제1쇄 인쇄
2008년 6월 30일 초판 제1쇄 발행

발행인 이장무
발행처 서울대학교출판부
151-742 서울 관악구 관악로 599
판매과 02-889-4424, 02-880-7995
Fax 02-888-4148
E-mail snubook@snu.ac.kr
Home-page http://www.snupress.com

출판등록 제15-3호

ISBN 978-89-521-0914-9 14560
세트 978-89-521-0851-7

값 5,000 원

제3기 인생 길라잡이 시리즈

01 새로 시작하는 제3기 인생　최성재

02 우리 몸의 노화　박상철

03 아름다운 노후를 위한 정신건강　조맹제

04 장수를 위한 구강관리　고홍섭 외

05 제3기 인생, 디지털 날개를 달자　김성준

06 활기찬 노년을 위한 여가활동　김동진

07 제3기 인생, 운동으로 지키는 건강　송욱 외

〈근간〉

- 세월의 흐름과 기억력 변화　김정오
- 인생의 보람과 의미를 찾는 자서전 쓰기　한경혜
- 제3기 인생의 신체 건강 (I)　김철호
- 제3기 인생의 신체 건강 (II)　김철호
- 노년과 음식　이연숙
- 노년과 가족 그리고 이웃　한경혜
- 제3기 인생과 종교생활　윤이흠
- 아직도 늦지 않는 공부　윤희원
- 봉사하는 제3기 인생　최성재
- 제3기 인생의 복지　최성재
- 제3기 인생의 경제와 재산관리　최현자
- 제3기 인생의 건강과 약물　서유헌